汉竹·亲亲乐读系列

轻松做产检

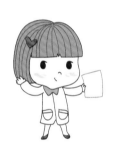

王　琪　主编

汉　竹　编著

汉竹图书微博
http://weibo.com/hanzhutushu

读者热线
400-010-8811

U0283509

江苏凤凰科学技术出版社 | 凤凰汉竹

全国百佳图书出版单位

产检大事记

孕前检查

孕前 3~6 个月
检查目的：为怀上最棒的一胎

需要检查的项目：① 男女生殖系统检查、血常规化验、尿常规化验、染色体检查、肝功能检查、传染病检查。② 女性妇科检查、优生四项检查、身高体重检查。③ 男性精液分析。

检查细节注意：① 肝功能、血糖、血脂检查要求空腹，乙肝三项和血常规不要求空腹。② 女性检查避开月经期。一般来说，医生会建议女性在月经结束后 2~7 天再检查，因为有些检查如排卵检测、阴道分泌物化验必须要避免经期。③ 在进行孕前检查的前 3 天内不要有性生活，检查前 1 天注意休息好，保证精力充沛，并注意不要清洗阴道。

第 1 次产检

孕 3~4 周
检查目的：验孕

需要检查的项目：尿检验孕或抽血验孕，妇科内诊验孕。

检查细节注意：① 尿中检查出人绒毛膜促性腺激素（HCG）的，正常情况下表示已怀孕。此方法在受精后 7~10 天进行，准确率高。② 到医院验血，通过分析 HCG 和黄体酮来判断是否怀孕。一般是在受精后 8~10 天抽血检查 HCG，可明确是否怀孕。③ 尿检最好用晨尿。④ 不用着急做 B 超验孕，B 超验孕在孕 5 周后才能测出。

第 2 次产检

孕 5~8 周
检查目的：明确怀孕，排除异常妊娠

需要检查的项目：B 超、体重、血压、尿常规、血检。

检查细节注意：① 本月 B 超是否要憋尿得看做哪种，如果需要憋尿可多喝几杯水，使膀胱充盈，以便更好地看清子宫内的情形。B 超不需要空腹。② 抽血要空腹。③ 留取中段尿去化验。

第3次产检

孕 9~12 周

检查目的：评估孕妈妈的身体条件是否适合怀孕，排除胎宝宝发育畸形

需要检查的项目： 体重、血压、血常规、尿常规、乙肝五项、肝功能、听胎心音等（特殊项目：微量元素检查、胎儿颈部透明带检查）。

检查细节注意： ①孕妈妈听胎心音前，要保持平心静气，放轻松，以使胎心监测客观反映胎宝宝的状况。②听胎心音时最好选择一个舒服的姿势，避免平卧位。③胎儿颈部透明带检查是通过B超来测定，孕12周前需要憋点尿，12周后无需憋尿；此检查最好不晚于孕14周做。

第4次产检

孕 13~16 周

检查目的：排除胎宝宝神经管缺陷，检测孕妈妈的身体状况

需要检查的项目： 唐氏筛查、白带检查、听胎心音、体重、血压、血常规、尿常规等（唐氏筛查结果显示高危的孕妈妈会被医生建议做羊膜腔穿刺术）。

检查细节注意： ①唐氏筛查时需要空腹抽血，有些医院并没有做唐氏筛查的资质，孕妈妈要提前了解。②做白带检查前1天应避免房事。

第5次产检

孕 17~20 周

检查目的：检测胎宝宝发育状况和孕妈妈身体状况，检查宝宝体表及内部器官组织是否有畸形

需要检查的项目： 大排畸检查、宫高腹围、体重、血压、血常规、尿常规、听胎心音、自测胎动。

检查细节注意： ①做大排畸检查之前，排空尿液；四维彩超可观察到宝宝的动态表情，孕妈妈需保持愉快的心情。②测量胎动注意时间点，一般在上午8-12点比较均匀，下午2-3点胎动最少，以后逐渐增多，晚上8-11点胎动最活跃。

第6次产检

孕 21~24 周

检查目的：孕妈妈是否有血压升高的情况，胎宝宝是否发育正常

需要检查的项目：妊娠糖尿病检查、宫高腹围、体重、血压、血常规、尿常规、听胎心音。

检查细节注意：① 糖耐量检查要空腹。② 在妊娠糖尿病检查的前几天要适当控制糖分的摄入，但也不要过分控制，否则就反映不出真实结果了。

第7次产检

孕 25~28 周

检查目的：胎位是否正常，孕妈妈有没有出现水肿

需要检查的项目：胎位、水肿检查、心电图、宫高腹围、体重、血压、血常规、尿常规、听胎心音。

检查细节注意：① 不要空腹做心电图，以免出现低血糖，引起心跳加速，影响心电图的结果。② 早上 6-10 点、下午 4-8 点，一般在这 2 个时间段量的血压比较能反映日常血压的情况。

第8次产检

孕 29~30 周，孕 8 月每 2 周查 1 次

检查目的：检测胎宝宝在宫内的情况，了解孕妈妈身体状况

需要检查的项目：胎心监护、水肿检查、体重、血压、听胎心音。

检查细节注意：① 做胎心监护时要左侧卧位或者坐位。② 做胎心监护时孕妈妈要放松。

第9次产检

孕 31~32 周

检查目的：检查骨盆形态与大小，了解胎宝宝健康状况

需要检查的项目：骨盆内测量、水肿检查、宫高腹围、胎心监护、体重、血压、血常规、尿常规、听胎心。

检查细节注意：进行骨盆内测量时不要紧张，深呼吸，放松腹部。

第 10 次产检

孕 33~34 周

检查目的：检查孕妈妈、胎宝宝健康状况

需要检查的项目：胎心监护、水肿检查、体重、血压、听胎心。

检查细节注意：分清正常水肿和异常水肿。

第 11 次产检

孕 35~36 周

检查目的：检查孕妈妈、胎宝宝健康状况

需要检查的项目：宫高腹围、胎心监护、水肿检查、体重、血压、听胎心、血常规、尿常规。

检查细节注意：做胎心监护时每次最少 20 分钟，孕妈妈要有耐心。

第 12~15 次产检

孕 37~40 周，孕 10 月每周查 1 次。

检查目的：临近分娩，确认分娩方式，监测胎宝宝状况

需要检查的项目：B 超、胎心监护、水肿检查、体重、血压、血常规、尿常规、听胎心、宫高腹围。

检查细节注意：① 出现破水、出血等临产征兆及时去医院。② 待产时不宜精神紧张。

产后 42 天检查

检查目的：了解产后身体恢复情况

需要检查的项目：体重、血压、血常规、尿常规、盆腔器官检查、阴道分泌物检查、腹部伤口的愈合情况、内科检查。

检查细节注意：① 带上宝宝一起去，为宝宝做健康评估。② 如果恶露还没排净，或正处于月经期，先不要去做检查，因为有些内诊项目无法进行。

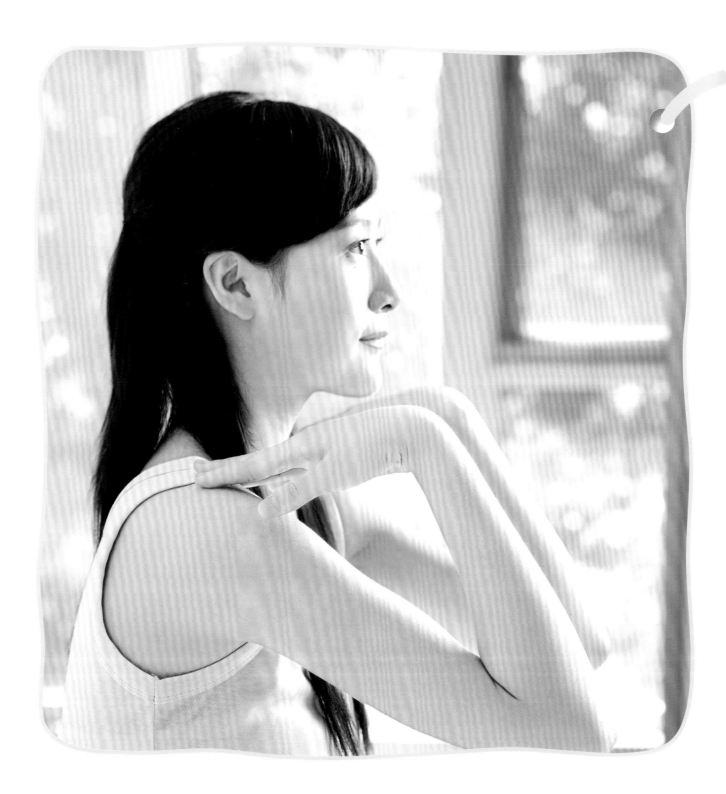

前言

产检是了解胎宝宝发育状况的主要途径，检查项目也是按照胎儿发育和母体生理变化特点制订的，孕妈妈做产检可以连续观察胎宝宝的成长动态和自身变化，发现问题可及时治疗，及早解决，为顺利生产和胎宝宝健康成长提供有力保障。

本书以孕前检查、孕 10 个月产检、产后 42 天检查为时间线，并标注第几次检查，方便孕妈妈了解，并做到心中有数；每次产检，除了介绍必检项目外，也列出了有特殊情况的孕妈妈在特定孕周需要做的检查，有利于孕妈妈全面地了解自身和胎宝宝的情况。

怎样准备能顺利通过产检而不必来回折腾耗时耗力，本书为你提供了一次过产检的小秘密。

检查报告单上的术语和数据都代表什么，传达了什么信息，什么结果表明胎宝宝正常，本书有专家为你解读产检报告，孕妈妈不用再迷惑。

本书还专门写了孕期某个阶段孕妈妈面临的突出问题，并提供建议和指导，如孕 1 月如何补叶酸，孕 2 月怎样缓解孕吐，孕 5 月怎么测胎动，孕 8 月如何做好分娩前的心理准备，孕 10 月如何了解分娩预兆等。

希望本书能为孕妈妈和胎宝宝的健康保驾护航，使孕妈妈从容、乐观、愉快地度过每一天。

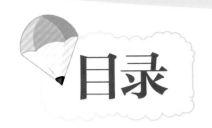

目录

不要随意舍弃检查项目 /25

哪些项目可选择性地检查 /25

备孕保健指南 /26

>> 优生优育需要做点啥 /26

杜绝咖啡因 /26

戒烟戒酒 /26

家有小动物先送人 /26

太胖太瘦都不利于受孕 /27

>> 备孕常见疑问与不适 /28

问：检查出轻微贫血，怎么办？ /28

问：一直在吃避孕药，停药多久可以要宝宝？ /28

问：备育男性为什么不宜蒸桑拿？ /29

问：备孕多久怀不上要去看不孕不育？ /29

问：一胎顺利，二胎怀不上是怎么回事？ /29

备孕 怀上健康宝宝的第1步

孕前检查全知道 /20

>> 孕前检查，让你怀上最棒的一胎 /20

孕前检查是什么 /20

每年都体检，还有必要再做孕前检查吗 /20

孕前接种疫苗有必要吗 /21

啥时候孕检最好？1 年，半年还是 3 个月 /21

身体准备好再怀孕 /21

>> 孕前检查查什么 /22

男性检查项目 /22

男女都要查的项目 /22

女性检查项目 /23

>> 检查前注意什么 /24

女性孕前检查注意事项 /24

男性育前检查注意事项 /24

不要忽略重要病史陈述 /25

孕1月 小天使来了

你一定要知道的产检那些事儿 /32

>> 孕妈妈需要做哪些检查 /32

整个孕期要做 9~15 次产检 /32

每次都要做的常规检查 /32

你可能会做的特殊检查 /33

产检时间、项目一览表 /33

孕 1 月产检全知道 /34

>> 第 1 次产检，到医院确认怀孕 /34

常用的尿检验孕 /34

抽血验孕最准确 /34

妇科内诊可验孕 /34

简便易行的 B 超检查 /34

>> 一次过产检的小秘密 /35

尿检最好用晨尿 /35

妇科检查不要难为情 /35

>> 专家解读你的产检报告 /36

看懂尿检报告单 /36

妇科检查确认怀孕 /36

看懂血检报告单 /37

孕 1 月保健指南 /38

>> 孕期生活细节 /38

怀孕的第 1 信号——停经 /38

怀孕的其他征兆 /38

正确使用早孕试纸测怀孕 /39

用验孕棒测怀孕 /39

不宜忽视去医院做正规检查 /39

>> 补充叶酸不要停 /40

孕 1~3 月是补充叶酸的关键期 /40

孕前没补充，现在补也来得及 /40

买叶酸片要遵医嘱 /40

怎样科学补叶酸 /41

>> 本月孕妈常见疑问与不适 /42

问：同房多久后能确定自己已经怀上了？/42

问：黄体酮低，想保胎，怎么办？/42

问：意外怀孕了，孕前没有及时补充叶酸怎么办？/42

问：医生说怀孕了，为啥月经又来了？/43

问：感冒后服药，却发现怀孕了怎么办？/43

问：怀孕后腹痛怎么办？/43

孕 2 月 害喜，辛苦又幸福的日子

孕 2 月产检全知道 /46

>> 第 2 次产检项目 /46

本月必做的项目 /46

你可能会做的特殊检查 /46

>> 一次过产检的小秘密 /47

本月 B 超要憋尿 /47

抽血要空腹 /47

留取中段尿，结果最可靠 /47

这样安排产检，最省时间 /47

>> 专家解读你的产检报告 /48

孕期要做几次 B 超 /48

看懂 B 超单上的科学术语 /48

本月 B 超的重要性 /49

孕 2 月保健指南 /50

>> 孕期生活细节 /50

暂别性，只因爱得更深 /50

洗澡，20 分钟足矣 /50

孕期牙事多关心 /51

坐、立、行要小心 /51

>> 巧妙应对孕吐 /52

为什么会孕吐 / 52

孕吐了为什么喜食酸 /52

吃得下的时候多吃点 /52

小窍门缓孕吐 /53

>> 本月孕妈常见疑问与不适 /54

问：发现胚胎停育怎么办？ /54

问：出现流产征兆怎么办？ /54

问：上班时孕吐怎么办？ /55

问：发热怎么办？ /55

问：胃里总是有灼热感，怎么回事？ /55

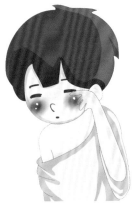

孕 3 月 扑通扑通，小心脏跳动了

孕 3 月产检全知道 /58

>> 第 3 次产检项目 /58

本月必做的项目 /58

你可能会做的特殊检查 /58

第一次听胎心音 /59

小排畸检查，让妈妈更放心 /59

>> 一次过产检的小秘密 /60

听胎心前，先静一静 /60

小排畸检查，12 周之前憋点尿，12 周后无须憋尿 /60

这样安排产检最省时间 /60

>> 专家解读你的产检报告 /61

看懂你的血压值 /61

看懂肝功能报告单 /61

看懂乙肝五项检查 /62

看懂尿常规报告单 /62

看懂血常规报告单 /62

看懂 NT 报告单 /63

孕 3 月保健指南 /64

>> 孕期生活细节 /64

孕期要多喝水 /64

孕妈妈做家务需小心 /65

减少与高辐射机器打交道 /65

孕妈妈要安全出行 /65

>> 保还是不保，听医生的 /66

阴道流血、腹痛——流产第 1 信号 /66

阴道流血，可以保胎吗 /66

保胎生出的宝宝健康吗 /66

先兆流产，这样保胎 /67

>> 本月孕妈常见疑问与不适 /68

问：检查出贫血，怎么办？ /68

问：孕早期查出患乙型肝炎怎么办？ /68

问：体重怎么减轻了？ /69

问：检查出葡萄胎，怎么办？ /69

问：尿频如何应对？ /69

孕 4 月 肚子一点点隆起

孕 4 月产检全知道 /72

>> 第 4 次产检项目 /72

本月必做的项目 /72

你可能会做的特殊检查 /72

做个唐氏筛查，很有必要 /73

如需要，就要做羊膜腔穿刺术 /73

>> 一次过产检的小秘密 /73

做唐氏筛查的小秘密 /73

做白带检查前的准备 /73

不要惧怕羊膜腔穿刺 /73

>> 专家解读你的产检报告 /74

看懂你的白带检查报告单 /74

看懂你的羊膜腔穿刺报告 /74

看懂你的唐氏筛查报告单 /75

孕 4 月保健指南 /76

>> 孕期生活细节 /76

用清水清洗私处 /76

轻松应对便秘 /76

餐次安排要合理 /76

现在补钙很重要 /77

口腔护理这样做 /77

乳头扁平或内陷这样护理 /77

>> 不忘保养，孕妈一样漂亮 /78

妊娠斑的预防 /78

皮肤滋润不可少 /78

正确护理头发 /79

开始预防妊娠纹 /79

>> 本月孕妈常见疑问与不适 /80

问：到底有没有必要喝孕妇奶粉？ /80

问：内诊出血要紧吗？ /80

问：排不净尿怎么办？ /80

问：做羊膜腔穿刺有风险吗？ /81

问：腹泻了怎么办？ /81

问：得了流感怎么办？ /81

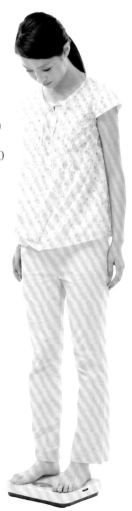

孕 5 月 有了让人惊喜的胎动

孕 5 月产检全知道 /84

>> 第 5 次产检项目 /84

本月必做的项目 /84

你可能会做的特殊检查 /84

至关重要的大排畸检查 /85

>> 一次过产检的小秘密 /85

做彩超前的注意事项 /85

测量宫高、腹围前别紧张 /85

测量胎动注意时间点 /85

准爸爸的参与很重要 /85

>> 专家解读你的产检报告 /86

大排畸检查，能检查出什么 /86

看懂彩超报告单上的术语 /86

了解你的宫高腹围 /87

孕 5 月保健指南 /88

>> 孕期生活细节 /88

是时候穿出时尚"孕"味了 /88

孕 5 月可以去旅行 /88

这样做可缓解坐骨神经痛 /89

孕妈妈要预防营养过剩 /89

孕 5 月适宜做的运动 /89

>> 学会监测胎动 /90

胎动是什么感觉 /90

自己数胎动的方法 /90

胎动过多过少都要警惕 /91

>> 本月孕妈常见疑问与不适 /92

问：检查出胎盘前置怎么办？ /92

问：头晕眼花是怎么回事？ /92

问：水肿了怎么办？ /93

问：测得腹围与标准值有出入要紧吗？ /93

问：失眠了怎么调理？ /93

孕 6 月 挺起傲人大肚子

孕 6 月产检全知道 /96

>> 第 6 次产检项目 /96

本月必做的项目 /96

你可能会做的特殊检查 /96

葡萄糖耐量测试，筛查妊娠糖尿病 /97

>> 一次过产检的小秘密 /97

糖耐量检查要空腹 /97

糖粉要全部溶于水中 /97

妊娠糖尿病检查的前几天，控制糖分摄入 /97

B 超羊水量检查不是所有人都做 /97

>> 专家解读你的产检报告 /98

看懂血清抗体检查报告单 /98

看懂 B 超羊水量检查报告单 /98

从血红蛋白数值看是否贫血 /98

看懂糖耐量检测报告单 /99

孕 6 月保健指南 /100

>> 孕期生活细节 /100

科学摆放脚，缓解下肢水肿 /100

积极预防妊娠糖尿病 /100

宜少吃糖和盐 /100

吃饭宜细嚼慢咽 /101

正确坐、立、行走 /101

>> 做好体重管理 /102

孕期体重增加过快的原因 /102

孕期体重增加过慢的原因 /102

体重超标有哪些危害 /102

体重增加过慢的危害 /102

如何管理自己的体重 /103

>> 本月孕妈常见疑问与不适 /104

问：检查出妊娠糖尿病，怎么治疗？ /104

问：诊断为妊娠高血压，应怎样调养？ /104

问：孕期发生小腿抽筋怎么办？ /105

问：头痛怎么办？ /105

问：羊水过多怎么办？ /105

孕 7 月 身体越发沉重

孕 7 月产检全知道 /108

>> 第 7 次产检项目 /108

本月必做的项目 /108

你可能会做的特殊检查 /108

及时检查胎位 /109

定期检查水肿情况 /109

B 超检查胎盘，警惕异常情况 /109

>> 一次过产检的小秘密 /110

诊断前置胎盘，要注意孕周 /110

心电图检查的注意事项 /110

量血压时要放松 /110

>> 专家解读你的产检报告 /111

看懂你是否为妊娠高血压 /111

看懂是否为低血压 /112

看懂心电图报告单 /112

看懂胎盘位置和级别 /112

看懂胎位检查结果 /113

孕 7 月保健指南 /114

>> 孕期生活细节 /114

适量吃利尿食物防水肿 /114

不宜长时间仰卧 /114

妊娠高血压综合征如何预防 /115

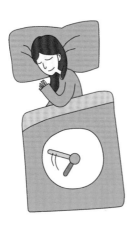

>> **预防早产** /116

什么是早产 /116

什么时候易发生早产 /116

二胎会不会早产 /116

早产多久可以再孕 /116

早产重在预防 /117

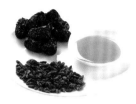

>> **本月孕妈常见疑问与不适** /118

问：孕 28 周胎盘成熟度 II~III 级正常吗？ /118

问：脐带绕颈会不会勒坏胎宝宝？ /118

问：脐带绕颈后胎宝宝可以自己脱开吗？ /119

问：脐带绕颈可以改善吗？ /119

问：胎位不正怎样纠正？ /119

孕 8 月 宝宝，我们一起加油

孕 8 月产检全知道 /122

>> **第 8 次产检项目** /122

本月必做的项目 /122

你可能会做的特殊检查 /122

胎心监护，检测胎宝宝官内情况 /123

>> **一次过产检的小秘密** /123

做胎心监护时要把胎宝宝叫醒 /123

胎心监护时选好姿势 /123

准爸爸要及时安慰焦躁的孕妈妈 /123

>> **第 9 次产检项目** /124

本月必做的项目 /124

你可能会做的特殊检查 /124

骨盆测量，顺产的前提 /125

>> **一次过产检的小秘密** /125

骨盆内测量时要放松 /125

测出骨盆狭窄先别忧心 /125

血钙检查不是每个人都要做 /125

>> **专家解读你的产检报告** /126

看懂你的血钙结果 /126

懂得胎位是否"转正" /126

看懂胎心监护报告单 /126

看懂骨盆测量情况单 /127

孕 8 月保健指南 /128

>> **孕期生活细节** /128

宜警惕妇科炎症 /128

积极预防腿脚抽筋 /128

孕妈妈要补钙 /128

孕妈妈吃鱼肝油需谨慎 /129

自我纠正胎位的做法 /129

孕晚期禁止性生活 /129

>> **做好分娩前的心理准备** /130

过于恐惧分娩对孕妈妈不利 /130

好情绪才能孕育出好宝宝 /130

孕妈妈都在焦虑些什么 /130

心情放松很重要 /131

>> 本月孕妈常见疑问与不适 /132

问：骨盆狭窄能顺产吗？/132

问：孕期肚皮痒是怎么回事？/132

问：孕妈妈呼吸急促怎么办？/133

问：孕 8 月出现宫缩正常吗？/133

问：胎儿有些缺氧该怎么办？/133

孕 9 月 静静等待宝宝的到来

孕 9 月产检全知道 /136

>> 第 10 次产检项目 /136

本月必做的项目 /136

你可能会做的特殊检查 /136

>> 第 11 次产检项目 /137

本月必做的项目 /137

你可能会做的特殊检查 /137

>> 一次过产检的小秘密 /138

分清正常水肿和异常水肿 /138

这样安排产检省时间 /138

>> 专家解读你的产检报告 /139

看懂 B 族链球菌检查报告 /139

了解静脉曲张 /139

了解你的水肿状况 /139

孕 9 月保健指南 /140

>> 孕期生活细节 /140

便秘要引起重视 /140

孕晚期彻底静养要不得 /140

预防及缓解痔疮的措施 /141

多吃富含维生素 K 的食物 /141

不要盲目控制饮食 /141

>> 做一做助产的运动 /142

下肢运动 /142

骨盆运动 /142

青蛙姿势 /143

马步姿势 /143

划腿运动 /143

腰部运动 /143

抬腿运动 /143

>> 本月孕妈常见疑问与不适 /144

问：孕晚期腹胀怎么办？/144

问：出现呼吸不畅，如何缓解？/144

问：总是难以入眠怎么办？/145

问：下肢静脉曲张用不用治疗？/145

问：肚子痛是要临产了吗？/145

孕 10 月 宝宝随时都会来到哦

孕 10 月产检全知道 /148

>> 第 12~15 次产检项目 /148

本月必做的项目 /148

你可能会做的特殊检查 /148

最后一次 B 超检查，确定产前胎宝宝情况 //149

严密监测胎动 /149

>> 一次过产检的小秘密 /149

羊膜镜检查前要调整好情绪 /149

待产时不宜精神紧张 /149

衣着宽松易脱 /149

准爸爸全程陪同产检 /149

>> 专家解读你的产检报告 /150

留心血常规检查中的血小板计数 /150

看懂羊膜镜检查单 /150

异常胎动的警示 /150

看懂最后 1 次 B 超单数据 /151

孕 10 月保健指南 /152

>> 孕期生活细节 /152

分娩当天怎么吃 /152

剖宫产妈妈的产前准备 /152

正常情况下不宜过早入院 /153

缓解阵痛的运动 /153

>> 要留心分娩征兆 /154

哪些信息提示你即将分娩 /154

警惕过期妊娠 /154

待产中可能出现的突发情况 /155

二胎孕妈妈要注意临产征兆 /155

>> 本月孕妈常见疑问与不适 /156

问：过了预产期，宝宝还没动静，怎么办？/156

问：怎样鉴别胎膜早破？/156

问：剖宫产时感到恶心和胸闷怎么办？/157

问：矮小的孕妈妈能顺产吗？/157

产后 42 天 妈妈和宝宝都要做检查

产后 42 天检查全知道 /160

>> 产后 42 天检查项目 /160

产后检查项目 /160

你可能会做的特殊检查 /161

>> 一次过检查的小秘密 /161

检查时间与地点 /161

测得体重值与孕前比一比 /161

别忘了带上宝宝 /161

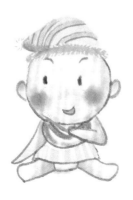

>> 宝宝第 1 次体检，都查啥 /162

常规检查 /162

神经系统检查 /162

其他检查 /162

>> 专家解读你的产后检查报告 /163

体重增减是否合理 /163

血压是否恢复正常 /163

血常规检查是否贫血 /163

是否有外阴炎症 /164

恶露是否排净 /164

B 超检查看子宫是否复原 /165

乳房是否健康 /165

月子期保健指南 /166

>> 月子期生活细节 /166

产后半小时，开奶好时机 /166

剖宫产后 6 小时内去枕平卧 /166

留心照顾剖宫产伤口 /166

科学月子餐这样吃 /167

要穿带后跟的软底拖鞋 /168

会阴侧切，伤口护理是关键 /168

坐月子要穿长衣长裤 /168

产后小调理，失眠远离你 /169

积极预防产后疼痛 /169

>> 你需要远离的常见坐月子误区 /170

误区一：捂月子 /170

误区二：不能下床活动，要卧床休息 /170

误区三：多喝红糖水 /171

误区四：月子里不能洗头、洗澡 /171

误区五：月子里不能吃盐 /171

误区六：隔着玻璃晒太阳 /171

误区七：不戴文胸哺乳更方便 /172

误区八：长时间抱宝宝 /172

误区九：抱宝宝接待亲友探访 /172

误区十：产后长时间仰卧 /172

误区十一：食用生、冷、硬的食物 /172

误区十二：忽视产后检查 /172

误区十三：吃酸咸食物 /173

误区十四：一出月子就久蹲 /173

误区十五：月子里不刷牙 /173

误区十六：过早进行性生活 /173

>> 产后新妈妈常见疑问与不适 /174

问：人参大补元气，为什么坐月子期间禁止服用？ /174

问：乙肝妈妈能母乳喂养吗？ /174

问：产后恶露多久排干净？ /174

问：多久可以恢复性生活？ /175

问：产后到底需不需要绑腹带？ /175

附录 /176

安胎保胎食谱推荐 /176

月子餐推荐 /178

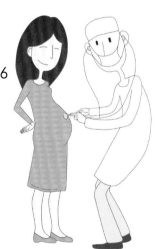

一月
Sun Mon Tue Wed Thu Fri Sat

二月
Sun Mon Tue Wed Thu Fri Sat

三月
Sun Mon Tue Wed Thu Fri Sat

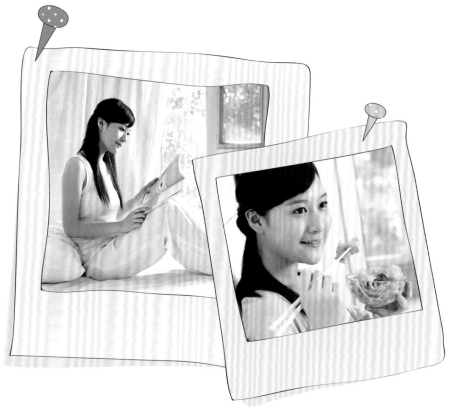

四月
Sun Mon Tue Wed Thu Fri Sat

五月
Sun Mon Tue Wed Thu Fri Sat

六月
Sun Mon Tue Wed Thu Fri Sat

七月
Sun Mon Tue Wed Thu Fri Sat

八月
Sun Mon Tue Wed Thu Fri Sat

九月
Sun Mon Tue Wed Thu Fri Sat

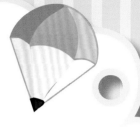

备孕
怀上健康宝宝的第1步

　　有备自然有好"孕"。孕前准备是优生优育的基础。备孕夫妻要提前了解孕前知识，重视孕前检查，改掉一些生活中的不良习惯，保证身体的健康，并做好充分的心理准备，用最佳的状态迎接宝宝的到来。

十月
Sun Mon Tue Wed Thu Fri Sat

十一月
Sun Mon Tue Wed Thu Fri Sat

十二月
Sun Mon Tue Wed Thu Fri Sat

孕前检查全知道

>> 孕前检查，让你怀上最棒的一胎

计划要宝宝了，做个孕前检查十分必要，通过了解自己的身体状况，然后对症调理或治疗，才能顺利孕育。同时，这也是优生优育的基础。

孕前检查是什么

孕前检查是指夫妻准备生育之前到医院进行身体检查，以保证生育出健康的宝宝，从而实现优生。孕前检查必不可少，但它不同于常规体检，它主要是针对生殖系统和遗传因素所做的检查。健康宝宝首先必须是健康的精子和卵子的结合，因此夫妻双方都要做相关项目的检查。在备孕中，夫妻二人需要做很多努力。当孕前检查各项指标全部合格时，是要宝宝的最佳时机；如果检查出问题，也可以及时采取治疗措施，从而利于孕育健康宝宝。所以，孕前检查是孕育健康宝宝的保障，为了下一代的幸福，备孕夫妻一定要注重检查。

每年都体检，还有必要再做孕前检查吗

很多人都有这样的想法：自己在单位每年都进行体检，身体很正常，还用得着再重复地做孕前检查吗？专家认为，一般的体检并不能代替孕前检查。一般体检主要包括肝功能检查、血常规化验、尿常规化验、心电图检查等，以最基本的身体检查为主，但孕前检查主要是针对生殖器官以及与之相关的免疫系统、遗传病史等的检查。

>> **孕前检查**的 必要性

● **避免异常妊娠**。通过孕前检查可以检查子宫颈情况，有效避免不必要的流产和宫外孕等并发症的出现，是保证优生优育的重要措施。

● **排除不孕**。孕前检查可以了解排卵能力、雌激素水平、自身免疫情况，若影响怀孕可及时发现，及早治疗，利于顺利怀孕。

● **考虑是否能承受孕产全过程**。尤其是女方患有肝炎、心脏病、肾脏病、高血压等疾病时，轻者可在医生指导下怀孕，重者要与内科医生会诊，如不适合怀孕，应在避孕情况下积极治疗。

● **避免有遗传疾病或出生缺陷**。如果家族中有遗传病史、不明原因的自然流产、分娩异常儿等历史，做遗传方面的咨询和检查非常有必要。

因此，怀孕前，夫妻双方应该做一次全面的身体检查，具体包括体重检查、血压测量、心电图检查、传染病检查、血常规化验、尿常规化验、肝功能检查、男(女)性生殖系统检查、染色体检查等，以了解备孕夫妻的身体是否具有怀孕的条件，如果发现问题应及时治疗。

孕前接种疫苗有必要吗

先接种疫苗后怀孕是很有必要的，因为有一些疫苗在体内产生抗体需要的时间比较长，一旦怀孕后，就不应该再接种疫苗，以免胎宝宝发生感染。风疹疫苗就是需要提前接种的一种。风疹疫苗可能很多人不熟悉，但是如果说先天性心脏病，相信大家都不会陌生，先天性心脏病的发生虽然有多种因素，但风疹病毒的感染是导致先天性心脏病的主要原因。风疹疫苗就应在怀孕前 3 个月接种。

乙肝病毒可通过胎盘屏障，直接感染胎宝宝，使胎宝宝一出生就成为一名乙肝病毒携带者。乙肝疫苗需要接种 3 针，历时半年，所以也是需要提前接种再怀孕的。还有流感疫苗也需要提前接种。

啥时候孕检最好? 1 年，半年还是 3 个月

孕前检查应至少提前 3 个月进行，而且夫妻双方最好都做检查。提前 3~6 个月检查，一旦发现问题，有时间进行干预和治疗，并能留出时间来补充叶酸、调整饮食和接种疫苗。具体的收费因各地方以及医院等级不同而有差别，挂什么科也可提前向医院咨询，因为不同的医院科室叫法会有不同，直接说明做孕前检查，就可以得到相应的挂号指导。有的医院设有优生优育科，检查就更方便了。

身体准备好再怀孕

夫妻双方身体好，是孕育健康宝宝的基础。备孕夫妻要选择正规的医疗机构做孕前检查，通过相应的检查，医生会对夫妻双方的身体健康状况做出详细的评估。夫妻双方可根据医生的建议和指导，把握适宜怀孕的时机，并在饮食和生活上做出相应的调整，为孕育健康宝宝保驾护航。需要提醒的是，备孕时的紧张、焦虑、不安等心情，也会在一定程度上影响受孕，所以夫妻双方要放松心态，积极备孕。

闲暇时看看孕产书，放松心情的同时，也可为备孕做好知识储备。

>> 孕前检查查什么

受孕是夫妻双方共同完成的,孕前检查两人都需要去做。男女方有不同的生理特点,因而检查项目有所不同,但也有相同的检查项目。

男性检查项目

备育男性的健康对孕育很重要,检查必不可少。备育男性主要检查生殖系统、前列腺和精液等。

1. 精液分析。精液检查主要检查精子的活动度和畸形率、精子总数等。当有前列腺炎、精囊炎、附睾炎或者精子少、精子畸形率高时,都需要积极治疗。精液的质量直接影响受精卵的质量。精子计数是衡量生育能力的重要指标,正常男性每次排精 2~5 毫升,若少于 1 毫升即为不正常。正常精液为灰色或乳白色,有特殊腥味。刚射出的精液是稠厚的胶冻状,3~30 分钟后液化,变为稀薄的液体。如果精液超过 30 分钟不液化,多见于前列腺和精囊疾病患者。如果精子质量不好或数量不足,受精卵异常的概率就很大。

2. 前列腺液检查。正常为乳白色、偏碱性,有炎症时白细胞数目增加,甚至会见到成堆的脓细胞,需及时治疗,否则会影响精子的正常功能,间接地导致男性不育。

3. 内分泌检查。通过促性腺激素释放激素或克维米芬刺激试验可以了解下丘脑——垂体——睾丸轴的功能。测定睾酮水平可以直接反应间质细胞的功能。如有必要可测定甲状腺激素或肾上腺皮脂激素。

4. 睾丸活检。用于无精子或少精子症,直接检查睾丸曲细精管的生精功能及间质细胞的发育情况,局部激素的合成与代谢可经免疫组化染色反映出来。

5. 染色体核型分析。用于检查外生殖器官畸形、睾丸发育不良以及原因不明的无精子症。

男女都要查的项目

检查项目	检查目的
肝功能检查	了解目前的身体状态和营养状况,有无肝脏疾病。需要空腹采血,检查前 1 晚不应吃得太过油腻
传染病检查	检测是否患有乙肝、丙肝、艾滋病、梅毒
血常规化验	了解有无贫血及其他血液系统疾病
尿常规化验	了解肾脏状态,确认有无泌尿系统感染、肾脏疾病和糖尿病。尿样以早晨起来第 1 次的尿液为佳
生殖器检查	主要了解是否患有生殖系统疾病或性传播疾病
染色体检查	检查遗传性疾病,减少由染色体异常而导致的缺陷儿出生的概率

女性检查项目

孕前检查的意义在于防患于未然，及时发现问题，积极采取措施，对身体进行调整，为顺利受孕、生产提供保障，同时可解决心理上的种种担忧，备孕女性对此要有足够的重视。

检查项目	检查内容	检查目的	检查方法	检查对象	检查时间
生殖系统	子宫宫颈、输卵管	了解子宫卵巢的发育情况，输卵管内是否有积水、肿物，是否有子宫畸形、子宫肌瘤及子宫腺肌症，卵巢内是否有肿物等	B 超检查	所有育龄女性	孕前半年
妇科检查	通过白带常规筛查滴虫、真菌、支原体感染、衣原体感染、阴道炎症以及淋病、梅毒等性传播疾病	是否有妇科疾病，如患有性传播疾病，最好先彻底治疗，然后再怀孕	普通的阴道分泌物检查	所有育龄女性	孕前任何时间
优生四项	风疹、弓形体、巨细胞病毒和单纯疱疹病毒 4 项	是否感染上病毒及弓形体	静脉抽血	所有育龄女性	孕前 3 个月
肝功能	肝功能检查有大小功能 2 种，大肝功能除了乙肝全套外，还包括血糖、胆汁酸等项目	如果母亲是肝炎患者，怀孕时需要做一些预防措施，以免把肝炎病毒传染给宝宝	静脉抽血	所有育龄女性	孕前 3 个月
尿常规	尿色、酸碱度、蛋白质细胞、比重、管型、尿糖定性	10 个月的孕期对母亲的肾脏系统是一个巨大的考验，身体的代谢增加，会使肾脏的负担加重，孕前检查有助于肾脏疾患的早期诊断	尿液检查	所有育龄女性	孕前 3 个月
口腔检查	如果牙齿没有其他问题，只需洁牙就可以了；如果牙齿损坏严重，就必须提前治疗	孕期牙痛，考虑到用药对胎宝宝的影响，治疗很棘手，所以要提前检查，尽早治疗	牙科检查	育龄女性根据需要进行检查	孕前半年
内分泌	包括促卵泡激素、黄体酮生成激素等	月经不调等卵巢疾病的诊断	静脉抽血	月经不调、不孕女性	孕前半年
血常规	血色素、白细胞、血小板	排除血液问题及贫血	静脉抽血	所有育龄女性	孕前 3 个月
心电图	心脏情况	排除先天性心脏病等	心电图	所有育龄女性	孕前 3 个月
身高体重	备孕女性的体重、身高测量	记录下最初体重值，有助于医生了解孕妈妈体重的增长情况		所有育龄女性	孕前 3 个月

>> 检查前注意什么

检查前做好准备工作，才能保证检查的正常进行，并使检查的结果更准确，如实反映自己的身体状况，并以此为依据合理调整、规划怀孕。

女性孕前检查注意事项

1. 肝功能、血糖、血脂检查要求空腹，乙肝五项和血常规不要求空腹。要安排好先查什么后查什么。

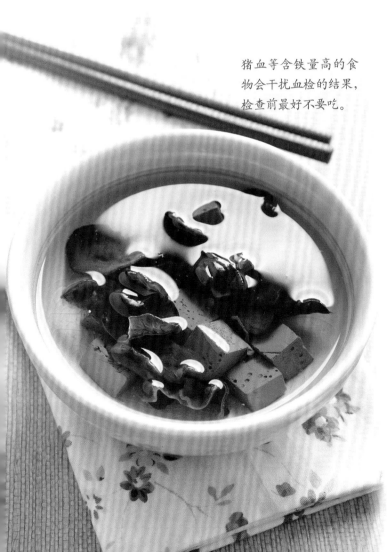

猪血等含铁量高的食物会干扰血检的结果，检查前最好不要吃。

2. 检查时间一般在准备怀孕前 3~6 个月，以便在发现异常或有不适合怀孕的问题时，能够及时进行治疗。

3. 女性检查避开月经期。一般来说，医生会建议女性在月经结束后 2~7 天内检查，因为有些检查如排卵检测、阴道分泌物化验要避免经期。

4. 在进行检查的前 3 天内不要有性生活，检查前 1 天注意休息好，保证精力充沛，注意不要清洗阴道。

5. 体检前 3~5 天饮食清淡，不要吃猪肝、猪血等含铁高的食物。

6. 妇科 B 超检查需要在膀胱充盈的前提下来做，因此要在 B 超检查之前憋尿。

男性育前检查注意事项

1. 检查前 3 天不要抽烟喝酒，不要吃油腻、含糖分高的食物。

2. 育前检查前 3~5 天不能有性生活，禁欲时间太短或太长都有可能影响精子的品质。

3. 检查前 1 天应洗澡，保证身体的清洁。

不要忽略重要病史陈述

病史是医生判断检查者健康现状的重要参考依据，如备孕夫妻记不住所服药物的名称，可以把药盒带来辨认。病史陈述要力争做到客观、准确，重要疾病不可遗漏。如有流产史，要告知医生流产的次数及恢复情况；家族内有明显的遗传病人或生过先天缺陷儿的，一定要如实告知。如有高血压等慢性病，其发生、发展及治疗经过也要告知医生。

不要随意舍弃检查项目

孕前检查项目中有基本项目，但它更重要的是包括一些针对生殖疾病和遗传病方面的特殊检查项目，以判断备孕夫妻的体质是否存在对孕育胎儿不利的因素。有的备孕夫妻因怕麻烦而放弃该项检查，若真有病变，就会失去最佳治疗时机，所以不能随意舍弃。

哪些项目可选择性地检查

孕前检查的项目很多，但是并非所有的备孕夫妻必须要把这些项目检查一遍，其实可以根据自身情况选择性地检查。

1. 染色体检查。一般有家族病史的夫妻会自觉地向医生咨询做这方面的检查。倘若之前没有生过异常的宝宝，也没有家族病史，那么该项目就可以不用做了。之前分娩过异常的宝宝，需要做好检查，并在怀孕后配合医生做好进一步的监测。

2. ABO 溶血。有些医院会给夫妻二人进行 ABO 溶血检查，其实大多数夫妻的血型配对是不会出现溶血的。有过溶血史或者是流产史的人发生该症状的概率会相对高一些，倘若夫妻二人是 A 型与 O 型血的

>> **备孕二胎** 孕前检查要注意

● **注意监测血压、血糖情况**。随着年龄的增长，血管内皮损害程度进行性加重，可导致怀孕期高血压综合征发生率增加，所以在怀孕前，应注意监测血压、血糖情况，如有异常，应及早治疗，最好待病情平稳后再怀孕。

● **检查是否有盆腔炎等疾病**。经产妇在此次怀孕前有人工流产、引产、上取环史等情况，容易引发子宫内膜炎，可能会导致前置胎盘，因此在计划怀孕前，应做相应的妇科检查及 B 超等辅助检查，检查是否患盆腔炎等疾病。

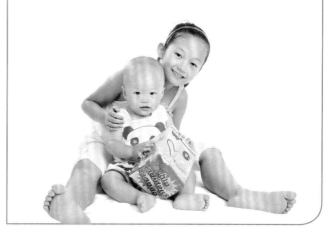

配对，就有一定的风险，但这种风险依然很低，可以筛查红细胞抗体以进一步确定。

3. 口腔检查。如果你的牙齿一向健康，那只做个普通检查即可。但是倘若你有诸如牙龈炎这样的症状，就需要提前做治疗。一方面，牙龈炎的用药并不适合在孕期使用，另一方面，怀孕期间该类疾病容易扩散，甚至会影响心脏。

备孕保健指南

>> 优生优育需要做点啥

要想生一个健康、聪明的宝宝，除了做好孕前检查，在生活细节上也要注意达到理想的状态，以利于优生。

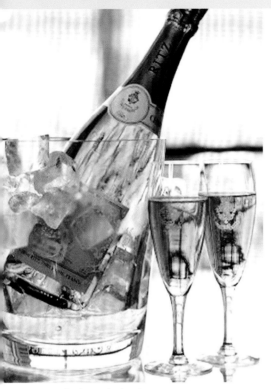

夫妻双方都戒酒：计划要宝宝的夫妻，最好应提前1个月戒酒，以利于优生。

杜绝咖啡因

备孕期间，还是对咖啡、可乐、茶等含咖啡因的饮料说再见吧。咖啡因是一种能够影响女性生理变化的物质，可在一定程度上改变女性体内的雌激素、孕激素的比例，有可能影响受孕。体内大量沉积的咖啡因还会降低精子和卵子的质量，降低受孕的成功概率。

戒烟戒酒

有生育计划的夫妻如果吸烟，请马上戒烟。香烟中的尼古丁有致血管收缩的作用，女性子宫血管收缩不利于受精卵着床。香烟在燃烧过程中所产生的有害物质有致细胞突变的作用，对生殖细胞有损害，容易导致基因突变，引起胎儿畸形或智力低下。

酒精可影响男女生殖细胞，降低精子、卵子的质量，长期经过酒精"浸染"的精子与卵子结合成的受精卵所发育成的胎儿，比正常情况下受孕的胎儿更易出现畸形、胎儿宫内发育迟缓等情况。酒后受孕的胎宝宝出生后在智力、体力方面也可能略逊一些。因此，在备孕期间夫妻双方都不宜饮酒，要至少戒酒1个月后再受孕。

家有小动物先送人

小动物身上会寄生一种叫作弓形虫的寄生虫，这种虫是我们肉眼所看不到的，一旦感染上，就会引起弓形虫病。这种疾病对孕妈妈而言非常危险，病原可以通过胎盘感染给胎宝宝，直接影响胎宝宝发育，致畸严重。

猫、狗就是弓形虫常见的携带体，其中以猫最为突出。接触了猫的唾液或者饮用了受污染的水，食用受污染的食物，都有被感染的危险。如果你对可爱的小宠物无法割舍，那就去做抗弓形虫病毒（TOX）化验，如果显示你已经感染过弓形虫并产生抗体，那你就可以继续让小宠物待在家里。如果你的体内还没有弓形虫抗体，为了你和胎宝宝的健康还是暂时放亲戚朋友家寄养。

太胖太瘦都不利于受孕

孕前太胖和太瘦都不利于怀孕。太瘦会影响受孕，太胖不仅会影响受孕，而且会增加孕期患病概率，还会增加分娩困难。

如何判断孕前体重是偏瘦、偏胖还是正常？ BMI（即体重指数）可以提供一个参考值。BMI 在 18.5~22.9 是我们国家成人标准的体重范围，BMI 大于 22.9 是偏胖，BMI 小于 18.5 是偏瘦，以此判断自己是该增肥还是减重，依凭这一数值还可把握孕期体重。

太瘦怎么办 太瘦的女性在怀孕之前可以增肥。平时多吃鸡蛋、瘦肉、鱼虾，尤其是多煲汤喝很有好处。适当地运动，可以促进食物消化，这样体重会明显升至正常水平。

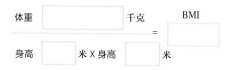

BMI 的计算公式：

| 体重 | | 千克 | | BMI |
| 身高 | 米 X 身高 | 米 | = | |

BMI 与体重的关系

怀孕前 BMI 指数	< 18.5	18.5~22.9	> 22.9
胖瘦类型	偏瘦	标准	偏胖
孕期体重增加目标	12~15 千克	10~14 千克	7~10 千克
这样管理体重	要特别注重饮食的均衡，防止营养不良	正常饮食，适度运动即可	严格控制体重，不可暴饮暴食，定期产检

太胖怎么办： 一日健康减脂小方法

体形偏胖的女性怀孕比较困难，这是因为她们的卵子质量不高，影响受精卵的形成。所以要科学减脂，让身体早日恢复到适孕的状态。下面介绍从早起开始，怎样通过饮食、运动、休息等方法来有效减脂。

1. 早餐营养要丰富，食物种类全面、均衡，为一天提供充足能量

a. 豆浆、牛奶等可提供丰富蛋白质

b. 新鲜蔬菜做沙拉，补充维生素

c. 使用粗粮作主食或做成稀饭

2. 上午 10 点做些小运动，让身体能微微出汗

a.30 分钟瑜伽

b. 或慢跑 20 分钟

c. 或做 1 套工间操

3. 上午 11 点少量吃些食物，防止午餐前过饥

a.1 个苹果或 1 根香蕉

b. 或 1 杯酸奶

c. 或几颗坚果

4. 午餐不要太过油腻，要控制好食量

a. 吃少量瘦肉或鱼虾、鸡蛋

b.2 小份素炒新鲜蔬菜（用植物油炒）

c. 粗粮作主食

5. 午餐后到户外活动 30~60 分钟，切忌用完餐后待在室内不活动

a. 散步是最佳选择

b. 或慢走和快步走交替

c. 或做 1 套和缓的工间操

6. 下午 4 点做些运动，运动量可适当大一些

a. 打羽毛球或网球 20 分钟

b. 或跑步 10 分钟，以身体感觉相对较疲劳为好

c. 或跳绳 3 分钟

7. 下午 5 点，吃点健康食物，防止晚餐时过饥

a.1 份蔬菜沙拉（沙拉酱要少放）

b. 或 100 克新鲜的当季水果

c. 或粗粮饮品 100 毫升

环境、营养、生活方式以及生理、心理等多个方面，都与将来宝宝的健康和智力息息相关。备孕夫妻也常会在这些方面出现疑惑，有种种担心，下面就一些常见问题做出解答，以助于科学备孕。

备孕常见疑问与不适

🔥🔥🔥🔥🔥 热点指数

问： *检查出轻微贫血，怎么办?*

答： 若已确诊贫血，应积极配合医生查清贫血原因和贫血程度。造成贫血的原因很多，常见的有缺铁性贫血和巨幼红细胞性贫血。备孕女性可适当多吃些补铁和具有补血功能的食物。瘦肉、动物肝脏、猪血、鸭血、葡萄干和蛋类、绿色蔬菜、豆制品等食物中含有丰富的铁元素，且易被人体吸收，备孕女性可多吃。后一种贫血主要是由营养不良、叶酸缺乏引起的，平时注重饮食营养，多吃叶酸含量高的食物，如肝脏、肾脏、绿叶蔬菜及鱼、蛋、豆制品、坚果等，也可以在医生指导下服用叶酸增补剂。

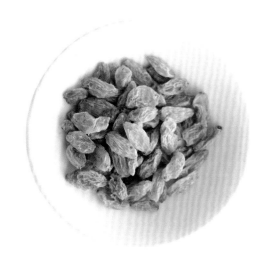

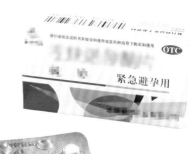
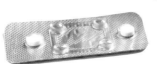

🔥🔥🔥🔥 热点指数

问： *一直在吃避孕药，停药多久可以要宝宝?*

答： 口服避孕药为激素类避孕药，其生理效能比人体内天然激素强许多倍，如果停了药就怀孕，会给胎儿造成不良影响。口服避孕药的吸收代谢时间较长，体内残留需经 6 个月才能完全排出体外。所以，应在计划怀孕前 6 个月停止服用避孕药，受孕成功率和质量才会有保证。此间可采取避孕套避孕。

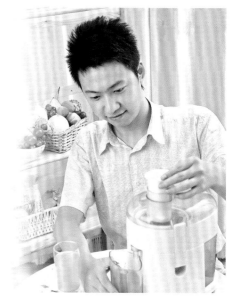

🔥🔥🔥🔥🔥 热点指数

问：*备育男性为什么不宜蒸桑拿?*

答：蒸桑拿会导致阴囊温度过高，影响精子质量。阴囊对温度的变化非常敏感，而适宜的温度对精子的产生有很大影响。医学研究发现，阴囊内温度比机体内温度低 1~1.5℃，是生精最适宜的温度。若阴囊内温度过高，生精就会出现障碍。若备育男性使阴囊长时间处于高温环境中，会出现精子数量减少、成活率低，甚至精子发育不完全等情况。因此，备育男性应在妻子怀孕前 3 个月远离高温环境，以确保精子的质量。

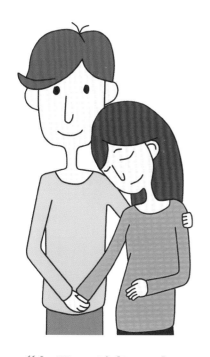

"备孕二胎怀不上，夫妻二人最好做个孕前检查，查找原因，对症治疗。"

🔥🔥🔥🔥🔥 热点指数

问：*备孕多久怀不上要去看不孕不育?*

答：不孕不育症的诊断在时间上是有明确规定的。夫妻未采取避孕措施，规律地进行性生活，如果一年内未孕，才可以考虑为不孕不育症。所以备孕夫妻要放松心态，不要紧张，平时多注重饮食营养，做些游泳、跑步等健身活动，或去户外散散步，都有益于受孕。

🔥🔥🔥🔥 热点指数

问：*一胎顺利，二胎怀不上是怎么回事?*

答：二胎政策放宽，许多夫妻把备孕二胎提上日程，可是就是不如一胎受孕顺利。这主要是因为随着年龄的增加，夫妇双方的身体可能会有所变化，如果第一胎的产后护理没有做很好，输卵管、子宫、卵巢等问题滋生，二胎备孕会受到影响。据统计，输卵管堵塞、妇科炎症和排卵障碍是导致女性二胎不孕的主要原因。男性方面，主要是精子和精液异常。夫妻二人可去医院做孕前检查，对自己的生育力进行评估，找准原因，积极备孕。

一月
Sun Mon Tue Wed Thu Fri Sat

二月
Sun Mon Tue Wed Thu Fri Sat

三月
Sun Mon Tue Wed Thu Fri Sat

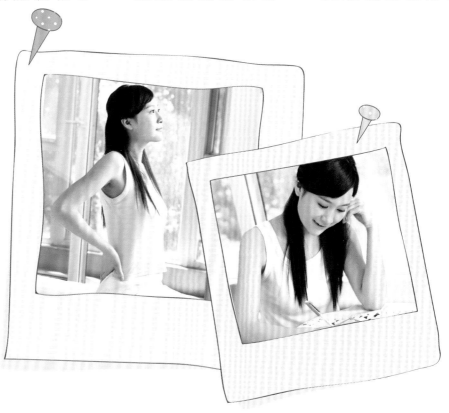

四月
Sun Mon Tue Wed Thu Fri Sat

五月
Sun Mon Tue Wed Thu Fri Sat

六月
Sun Mon Tue Wed Thu Fri Sat

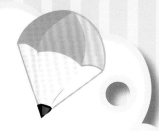

七月

Sun Mon Tue Wed Thu Fri Sat

八月

Sun Mon Tue Wed Thu Fri Sat

九月

Sun Mon Tue Wed Thu Fri Sat

孕1月

小天使来了

　　孕1月，胎宝宝已在孕妈妈的子宫内安营扎寨，并悄悄地发育了，不过它还是1个小小的"胚芽"，身长只有1厘米左右，体重只有1克，外表还不具备人的特征。

十月

Sun Mon Tue Wed Thu Fri Sat

十一月

Sun Mon Tue Wed Thu Fri Sat

十二月

Sun Mon Tue Wed Thu Fri Sat

你一定要知道的产检那些事儿

>> 孕妈妈需要做哪些检查

整个孕期要做哪些检查，什么时候该做什么检查，是孕妈妈一定要提前了解的，以免不能及时发现问题，错过最佳纠正或治疗时机。

整个孕期要做 9~15 次产检

产前检查一般要求是做 9~15 次。初次产检在怀孕 4~8 周进行，然后孕 28 周前每月 1 次，孕 28~36 周每 2 周 1 次，孕 37~40 周每周 1 次，如无异常情况，应按照医生约定复诊的日期去检查。

每次都要做的常规检查

1. 体重。通过体重测量可以帮助孕妈妈将体重保持在合理范围，同时也可监测胎宝宝的成长。

2. 血压。一般标准值不应超过 130/190 毫米汞柱，或与基础血压（孕前血压）相比增加不超过 30/15 毫米汞柱。每一次检查都要量血压，看看是否在基础血压之上有升高。

3. 宫高和腹围。通过测量腹围及宫高，可以估计胎宝宝的体重。

4. 尿样。每次拿个尿杯取样，已经成为孕妈妈上医院检查时必做的一件事。检查尿样，可查看孕妈妈的身体机能，及早发现异常。

5. 血检。抽血检查血常规、肝肾功能生化项目及病毒感染相关指标。

6. 胎心、胎动。胎宝宝的心脏跳动得很快,120~160 次 / 分钟都是正常的。孕 28 周后，每天自测胎动，让胎宝宝和孕妈妈在孕期就能开始交流，同时也是为了监测胎宝宝的健康状况。

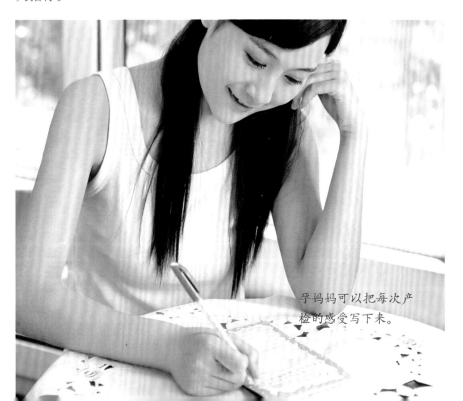

孕妈妈可以把每次产检的感受写下来。

你可能会做的特殊检查

1. 血清抗体检查。血清抗体检查即母婴溶血检查。孕妈妈血型为 O 型，准爸爸血型为 A 型、B 型、AB 型；孕妈妈血型为 Rh 阴性，胎宝宝 Rh 阳性，新生儿可能发生溶血症。

2. 胎儿颈部透明带检查。又称小排畸检查、NT 检查，是指胎儿颈部后方皮下积水的空隙，其在超声波扫描时会呈现透明带状。测量胎儿颈部透明带就是测量皮肤和软组织之间的最大空隙厚度。绝大多数正常胎儿都可看到此透明带，但染色体异常的胎儿，其颈部透明带会明显增厚。一般在孕 11~14 周来做此项检查。

3. 羊膜腔穿刺术。这是一种在 B 超的监控下，利用一根细针从孕妈妈的腹部穿刺入羊膜腔，抽取少量羊水，再从羊水中分离出胎儿的细胞，进行胎儿的染色体核型分析，从而最终确诊胎儿是否有染色体异常的检查。不是所有的孕妈妈都要做，出现唐氏筛查高危或曾经生过缺陷婴儿或家族里有出生缺陷史的，建议在孕 16~20 周时选择此项检查。

4. 甲胎蛋白检查（AFP）。甲胎蛋白是一种酸性糖蛋白，由新生儿的幼稚肝细胞分泌，胎儿的肝细胞没有发育（分化）完全，分泌的甲胎蛋白量很大。在孕期会随着怀孕时间而呈现不同幅度的升高，但在不同时期有其正常的范围标准，当胎宝宝出现先天性开放性神经管缺损、脊柱裂、无脑儿等时，孕妈妈血中的甲胎蛋白会异常升高，此检查可以作为胎儿神经管缺陷的筛查。

产检时间、项目一览表

产检周数	产检项目
0~5 周	疑似怀孕到医院验孕
6~8 周	超声波检查：确认怀孕周数及排除宫外孕或葡萄胎的可能性
9~12 周	问诊：了解既往病史，有无药物过敏、家族病史、孕妇病史、本胎不适症状；身体检查：体重、身高、血压、妇科、乳房、骨盆腔检查；实验室检查：贫血、地中海型贫血、血小板数目、血型、Rh 血型、梅毒、艾滋病毒、激素指标等；NT 检查
13~16 周	常规检查；唐氏筛查
17~20 周	常规检查，大排畸检查，可了解子宫内胎儿的发育情形，以排除胎儿畸形的可能性
21~24 周	常规检查，妊娠糖尿病筛查，即 50 克葡萄糖耐糖测试
25~28 周	常规检查；乙型肝炎抗原、梅毒血清试验
29~30 周	水肿等常规检查
31~32 周	B 超检查，了解胎儿体重及胎位；骨盆测量、骨盆内诊；常规检查
33~34 周	水肿等常规检查
35~36 周	常规检查
37 周	常规检查，确定分娩方式及时间
38 周	注意胎动，查看胎儿状态
39 周	B 超查看胎位、羊水量、胎盘功能
40 周	常规检查，有临产症状及时去医院

孕1月产检全知道

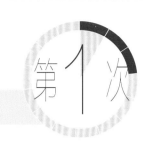

>> 第1次产检，到医院确认怀孕

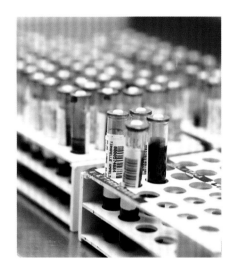

常用的尿检验孕

去医院做尿检，是一种常见的验孕方法。当受精卵植入子宫后，孕妈妈体内就产生一种新的激素，称为人绒毛膜促性腺激素（HCG），它的作用是维持妊娠。这种激素，在受孕后10天左右就可以从尿液中检测出来。尿液中检出人绒毛膜促性腺激素的，一般认为是怀孕了。如果化验太早，结果可能是阴性，需过几天再做一次。此方法在受精后7~10天进行，准确率较高。

抽血验孕最准确

有些女性孕初期HCG比较低，用试纸测出线条颜色比较浅，无法判断是否怀孕。出现这种情况，应该到医院验血，通过分析HCG和黄体酮来判断是否怀孕，通常来说，采用验血的办法是最准的。一般是在性生活后8~10天抽血检查HCG，可明确是否怀孕。HCG在怀孕早期增长的速度非常快，1.7~2天即增长1倍，至怀孕6~8周达最高峰，然后缓慢降低浓度直到第18~20周，然后保持稳定。一般正常人血清β-HCG测定值小于3.1mIU/ml，如果大于5.0mIU/ml就有受孕可能，如果大于10mIU/ml基本可以确定怀孕。孕后35~50天可达到或大于2500mIU/ml。

妇科内诊可验孕

内诊是在受孕2周后（通常因月经迟来而验孕时已达此周数）由妇产医生作内诊。由于怀孕初期子宫会变大，同时子宫颈及子宫下端变得较为柔软，医生很容易由手指触诊而确知。内诊或许会使孕妈妈感觉不太舒服或不自在，但却不会对胎宝宝造成影响，孕妈妈毋须太过担忧。

简便易行的B超检查

B超检查适合孕5周以后做，因为那时孕囊才形成。B超检查时，用一个超声探头在腹部检查，如果从屏幕上见到子宫里有幼小的胚胎囊，就表示怀孕了。早孕B超检查，一方面可以确诊是否怀孕，一方面也可以判断是宫外妊娠还是宫内妊娠，但是如果没有异常情况出现，一般在孕早期不建议使用B超检查，因为孕早期是胎儿神经系统发育的关键期，此时神经细胞易受外界影响，超声波多少会对其产生影响。

>> 一次过产检的小秘密

第 1 次做产检，孕妈妈难免激动又紧张，此时更需要注意检查时的细节问题。

检查前一天晚上要休息好，保证良好的睡眠；当日应穿宽松易脱的衣服，以利于妇科检查。

检查时间在上午 9 点钟前最佳，而且最好空腹，这样符合相关血液检查的要求。

如果有可能最好和丈夫一起去，他可以回答既往健康状况，有无遗传病家族史，以免在医生问诊时有"一问三不知"的情况出现。也可以将自己的疑问事先列出来，检查时及时询问医生。

如果孕妈妈的情况适合继续怀孕，与医生预约下次检查时间。

尿检最好用晨尿

送验的尿液要收集清晨第 1 次的，因为这时的尿液比较浓，含的激素量多，检验结果也比较准确。所以，去医院检查前，不要排尿。为了提高试验的阳性率，在前一夜还应尽量减少饮水量。最好事先从医院化验室取容器，因其中有防腐剂，尿液不易变质，无条件者，可用广口瓶，但需洗净，并煮沸灭菌或用沸水冲洗。收集晨尿约 10 毫升后，迅速送医院化验，如时间耽搁过久，会影响化验的准确性，尤其是夏天，更应注意这一点。

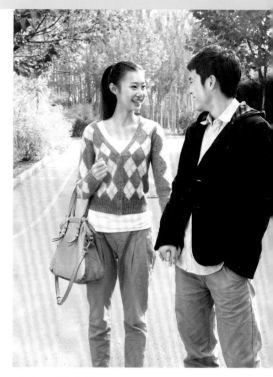

陪妻子做产检：准爸爸可以事先将自己的疑问列出，陪孕妈妈检查时及时询问医生。

妇科检查不要难为情

确定怀孕的妇科检查可能是很多孕妈妈的第 1 次产前检查，医生会做子宫颈抹片和阴道分泌物检查，很多人会有恐惧或是难为情的心理。准爸爸最好陪妻子一起去医院检查，可以让妻子从心理上得到更多支持和鼓励。检查时，只要放松心情，努力配合医生就好了。

不用着急做 B 超验孕

孕 5 周后才能用 B 超验孕。它虽是简便易行的验孕方法，但需要等到受精卵在子宫内着床发育以后才能查出来。所以有的孕妈妈明明抽血尿检显示怀孕了，可是做 B 超就是看不出来。孕妈妈最好怀孕 5 周后再去做 B 超。

在 B 超机显示屏幕上，可以看到子宫内有圆形的光环，又称妊娠环，环内的暗区为羊水，其中还可见有节律的胎心搏动。这时可以确认怀孕了。

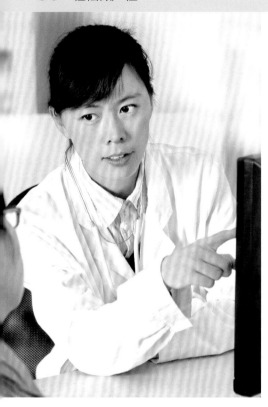

不懂的多问医生：怀疑是怀孕了，可以到医院做个检查，医生会帮你确认是否怀孕，并告知注意事项。

尿检小提醒

本月尿检主要是通过早孕试纸检测是否怀孕。这与孕妈妈在家自测的是一样的。但你需要医生帮你检测并确认。所以，孕妈妈最好在早晨去医院，以便能采集到晨尿。因为早晨的尿液中 HCG 的浓度较高，试纸检出率也高。等结果出来后，请医生帮你看看。

>> 专家解读你的产检报告

孕 1 月，孕妈妈产检的目的是确认是否怀孕了，一起来看看专家是如何解读你的验孕报告单吧。

孕 1 月，胎宝宝已经悄悄住进了孕妈妈的子宫里，如果孕妈妈想确认是不是怀孕了，同房后 7~10 天后就可以去医院验孕。通常，医院验孕方法有尿检和血检等，怎样的检查结果确认是怀孕了，让专家来告诉你。

看懂尿检报告单

尿液检查，也就是平常的早孕试纸检查，尿中 HCG 水平达到 10，就可能检测出来。晨尿的 HCG 水平最高，可接近血清的水平，因此尿 HCG 检测以清晨的尿液最佳，阳性率最高。

尿检化验单上一般用阴性(-)和阳性(+)来表示。一般在同房后 7~10 天进行检测，如果已经怀孕，检测试纸会出现阳性(+)反应，检查报告单上会显示(+)的符号，提示已经怀孕。不过，有些女性由于尿中 HCG 水平较低，检验结果可能呈现弱阳性反应。

宫外孕、不完全流产、葡萄胎等也可出现阳性反应。尿液检查的结果可作为参考，必要时，需要进行血液检查来确认是否怀孕。

妇科检查确认怀孕

女性怀孕后，卵巢的"月经黄体"不但不会萎缩，反而进一步发育为"妊娠黄体"，分泌大量孕激素。医生通过医疗器械可观察到，黏液涂片有许多排列成行的椭圆体，这就是怀孕的特征。

另外，一旦受孕，女性的生殖系统，尤其是子宫的变化非常明显。受孕几天后，经医生检查，可发现阴道壁和子宫颈充血、变软，呈紫蓝色；子宫颈和子宫体交界处软化明显，以致两者好像脱离开来一样，子宫变软、增大、前后颈增宽而变为球形，这是怀孕最可靠的证据。医生可通过妇科检查、观察宫颈变化来判断是否怀孕。

看懂血检报告单

血检一般是在同房后 8~10 天抽血检查人绒毛膜促性腺激素 (HCG) 和黄体酮 (又称孕酮) 水平, 来明确是否怀孕。血检报告单上包括 HCG 和黄体酮的数值, 并提供参考范围。需注意的是, HCG 和黄体酮并不是一致的, 黄体酮是持续上升; 而 HCG 在怀孕早期血清里增长的速度非常快, 1.7~2 天即增长 1 倍, 至怀孕 8 周血清浓度达最高峰, 一直持续到 12 周后迅速下降, 直到大约 20 周相对稳定下来。

孕期黄体酮的正常值 黄体酮是由卵巢黄体分泌的一种天然孕激素, 可降低子宫肌对各种刺激的敏感性, 抑制宫缩, 因而可以维持胚胎稳定。同时还可以防止胚胎被母体排斥, 使怀孕得以继续。所以说, 黄体酮是维持怀孕所必需的激素物质, 又称为孕酮。整个怀孕期的黄体酮比值见下表。

测定时间	正常值	测定时间	正常值
卵泡期	0.2~0.6 纳克／毫升	孕 13~16 周	45.5±14.0 纳克／毫升
黄体期	6.5~32.2 纳克／毫升	孕 17~20 周	63.3±14.0 纳克／毫升
孕 7 周	24.5±7.6 纳克／毫升	孕 21~24 周	110.9±35.7 纳克／毫升
孕 8 周	28.6±7.9 纳克／毫升	孕 25~34 周	110.9±35.7 纳克／毫升
卵泡期	24.5±7.6 纳克／毫升	孕 35~40 周	202.0±47.0 纳克／毫升
孕 9~12 周	38.0±13.0 纳克／毫升	绝经期	<1.0 纳克／毫升

血检报告单

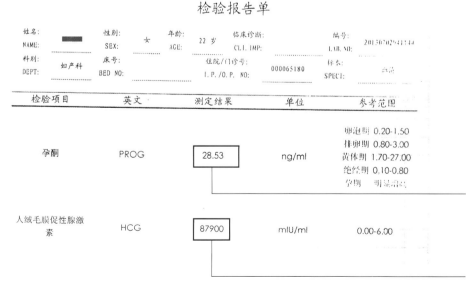

黄体酮如果低于正常值要及时保胎。

HCG 的值在孕 1 月增速很快, 这个数值提示孕妈妈一切正常哦。

孕 1 月保健指南

>> 孕期生活细节

孕 1 月，孕妈妈的身体会出现各种征兆，在生活中仔细观察身体发出的各种怀孕信号，第一时间了解并掌握怀孕的讯息，才能做好充分的怀孕准备。

怀孕的第 1 信号——停经

结婚或有性生活的女性，平时月经规律，一旦月经期 10~15 天，就有可能是怀孕。所以有性生活的女性都应该记住自己的月经日期，可在日历上作记号。

停经是怀孕后最早，也是最重要的症状，但不是特有的症状。其他原因也可引起停经，如经期不规律的女性，推迟来月经也是常有的事；由于疾病、疲劳、精神刺激、环境变化等因素，也可能发生月经推迟。

怀孕的其他征兆

1. 你可能以为是感冒了。怀孕了，血液量会增加，体温也会随着孕激素的作用而升高，容易出汗。出汗本身并非坏事，但却会使身体感觉寒冷。如此一来，身体经历急剧的温差变化之后，便容易使孕妈妈感觉自己感冒了。

2. 恶心、呕吐。恶心、呕吐是大多数孕妈妈都会有的经历，这种感觉可别让你误以为是生病了而吃药。孕早期的恶心、呕吐，可能会发生在一天中的任何时间。恶心的原因主要是由于人绒毛膜促性腺激素水平的升高、黄体酮增加引起胃肠蠕动减慢、胃酸分泌减少而引起消化不良等。

>> 如何区分 普通感冒和怀孕症状

● **有无停经**。怀孕后第 1 症状是停经，而感冒通常都不会影响月经的来潮。

● **通过测试体温来加以区别**。怀孕后身体温度会有所升高，一般基础体温保持在 36.1~36.4℃，排卵期体温会升高 0.5℃。只有当体温达到 37.5℃以上时，才说明可能是感冒引起发热了。此外，如果是感冒，还会出现流鼻涕、关节疼痛等病毒感染症状。

3. 困倦。好像总是睡不醒的样子，做什么事都没有精力。因为此时体内的变化正在消耗你身体的能量。

4. 乳房变化。乳房发胀，好像变大了，有点刺痛的感觉，乳头颜色也会变深，出现小结块。这是因为随着受精卵的着床，体内激素发生改变，乳房也做出相应反应，为以后的哺乳做准备。

正确使用早孕试纸测怀孕

用早孕试纸的时间最早是在同房后 7 天，最好在同房 10 天后再测。购买试纸时要注意包装盒上的生产日期，不要使用过期的试纸。

打开锡纸密封的包装，用手持住纸条的上端，不要用手触摸试纸条实验区。用一个干净清洁的一次性纸杯或者塑料杯取 1 杯尿液，最好是晨尿，有的试纸包装内附有专用尿杯。测试前不能喝过多的水，因为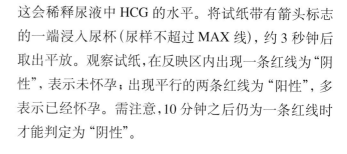这会稀释尿液中 HCG 的水平。将试纸带有箭头标志的一端浸入尿杯（尿样不超过 MAX 线），约 3 秒钟后取出平放。观察试纸，在反映区内出现一条红线为"阴性"，表示未怀孕；出现平行的两条红线为"阳性"，多表示已经怀孕。需注意，10 分钟之后仍为一条红线时才能判定为"阴性"。

用验孕棒测怀孕

将包装铝箔膜袋沿缺口处撕开，取出验孕棒。用吸管吸几滴尿液，挤到吸尿孔。观察窗中的 C、T 位置，如果同时出现两条紫红色线，表明已怀孕。出现一深一浅，C 的颜色较深，T 的颜色较浅，表示有怀孕的可能。观察窗中只出现一条线，表明未怀孕。测试区无紫红色线出现表明测试无效。

不宜忽视去医院做正规检查

即使用早孕试纸或验孕棒测试出怀孕，也应去医院进一步检查确认。像宫外孕等，早孕试纸可能测不出来或测试一直显示弱阳。如果是宫外孕，人绒毛膜促性腺激素的水平没有宫内妊娠那么高，用早孕试纸检测，可出现假阴性结果或持续弱阳性结果。因此，去医院做 HCG 检查是最有效的方法。

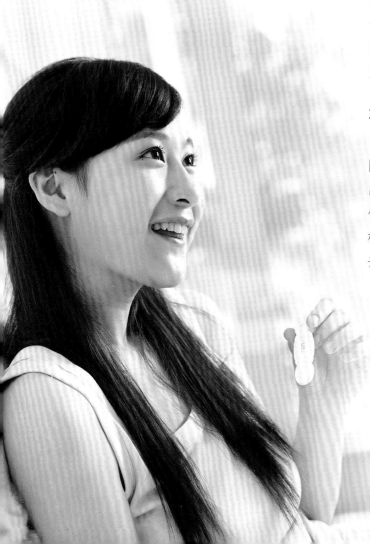

观察窗中出现一深一浅 2 条线，提示可能怀孕，可隔天再测试一次，颜色逐渐加深，怀孕可能性较大。

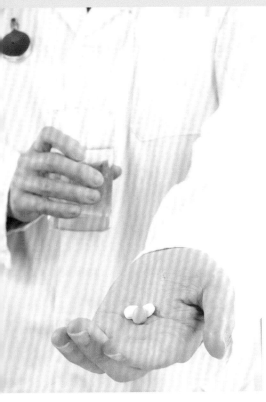

不要随意更换叶酸增补剂：叶酸的补充要遵医嘱，不可随意服用大剂量的叶酸片，以免造成不良后果。

>> 补充叶酸不要停

备孕女性一直在孕前补充叶酸，怀孕了不要停止，仍要坚持补充。

孕 1~3 月是补充叶酸的关键期

叶酸是一种水溶性维生素，对细胞的分裂生长及核酸、氨基酸、蛋白质的合成起着重要的作用。孕 1~3 月正是胎宝宝神经系统、器官形成和发育的关键期，如果在怀孕前 3 个月内缺乏叶酸，可引起胎儿神经管发育缺陷。孕妈妈千万不能忽视叶酸的补充，每日摄入 0.4 毫克为宜，叶酸的补充不在于每天补充很多，而是在于每天都要适当补充一些，这样才有利于胎宝宝的健康。

补充叶酸还能有效预防胎宝宝和孕妈妈贫血，所以孕妈妈补充叶酸是不能停的。

孕前没补充，现在补也来得及

有些孕妈妈在没有备孕的情况下意外怀孕了，也不用过于担心，即便孕前没有补充叶酸，从发现怀孕时再开始补充仍然可以起到降低胎宝宝发育异常的危险。因为在怀孕后的前 3 个月，正是胎宝宝神经管发育的关键时期，孕妈妈补充足够的叶酸可以明显降低神经管畸形。

买叶酸片要遵医嘱

食物中天然叶酸极不稳定，所以人体真正能从食物中获得的叶酸并不多。所以孕妈妈大都会服用叶酸片。

但叶酸片不能随便吃，摄入过多的叶酸不但不能起到预防胎儿畸形的目的，还可能会掩盖维生素 B_{12} 缺乏的症状，干扰锌的代谢，引起孕妈妈锌缺乏或者神经损害等。

孕妈妈需要服用多大剂量的叶酸才能起到预防神经管畸形的作用呢？医学实验数据证实：育龄女性在怀孕前后，每日增补 0.4 毫克小剂量叶酸增补剂确实可以有效降低胎宝宝出生缺陷的发生率，尤其是神经管畸形。

市面上也有 5 毫克叶酸片，用来治疗女性贫血，这种大剂量的叶酸补剂不适宜孕妈妈服用，购买时一定要认真阅读说明书。

怎样科学补叶酸

孕妈妈补充叶酸可以有效预防胎儿神经管畸形，还可降低胎儿眼、口、唇、腭、胃肠道等器官的畸形率。但女性在服用叶酸后，要经过 4 周以上的时间，体内叶酸缺乏的状态才能得以纠正。因此不仅在计划怀孕的前 3 个月就要开始补充叶酸，而且要在怀孕后的前 3 个月敏感期，坚持补充叶酸才能起到最好的预防效果。除了补充叶酸增补剂之外，孕妈妈还应多食用富含叶酸的食物。

叶酸首选食补 人体内叶酸总量为五六毫克，但人体不能自己合成叶酸，只能从食物中摄取。补充叶酸，首先应从最天然的食物补充开始，让富含叶酸的食物经常出现在你的餐桌上。

含叶酸食物种类	食补来源
蔬菜	莴苣、菠菜、西红柿、胡萝卜、油菜、小白菜、蘑菇等
新鲜水果	柑橘、草莓、樱桃、香蕉、柠檬、桃、杨梅、海棠、酸枣、石榴、葡萄、猕猴桃、梨等
动物性食物	动物的肝脏、肾脏，禽肉及蛋类，如猪肝、鸡肉、牛肉、羊肉等
豆类、坚果类食物	黄豆、豆制品、核桃、腰果、粟子、杏仁、松子等
谷物类	大麦、燕麦、糙米等

补叶酸的注意事项

1. 食用量

a. 孕 1~3 月是补充叶酸的关键期，每日 0.4 毫克，最高不能超过 0.8 毫克。

b. 每天服用叶酸的时间应在早饭后 0.5~1 小时。

c. 视身体状况决定是否天天服用。过量服用叶酸会掩盖维生素 B_{12} 缺乏的早期表现，易对神经系统造成伤害。

2. 购买叶酸增补剂要注意

a. 视身体营养状况，遵医嘱购买。

b. 看清每片补剂的含量，避免食用大剂量的叶酸片。

3. 正确食补叶酸有方法

a. 最好保证每天吃 1 份清炒素菜。

b. 蔬菜中的叶酸在储藏两三天后就会流失 50%~70%，要趁新鲜吃。

c. 蔬菜经过长时间地炒或者煮，叶酸损失 50%~95%，所以要急火快炒。

4. 哪些人需要重点补叶酸

a. 体重过于肥胖的备孕女性。

b. 年龄超过 35 岁才打算要宝宝的女性。

c. 贫血的女性。

d. 平时不爱吃蔬菜，尤其是绿叶蔬菜吃得少的备孕女性。

e. 孕前经常饮酒的人。过量饮酒会阻碍机体对叶酸的吸收。

5. 孕中期、孕晚期用不用补叶酸

a. 孕中期、孕晚期除了胎儿生长发育外，母体的血容量、乳房、胎盘的发育使得叶酸的需要量大增。叶酸不足，易发生胎盘早剥、妊娠高血压综合征、巨幼红细胞性贫血。胎儿易发生宫内发育迟缓、早产和出生低体重，出生后的生长发育和智力发育都会受到影响。

b. 孕 3 个月后，最好食补，多吃富含叶酸的食物。

6. 叶酸不宜与维生素 C 同补

叶酸在酸性环境中易被破坏，而维生素 C 及维生素 B_2、维生素 B_6 在酸性环境中才比较稳定。两者同补，其稳定环境相抵触，吸收率都会受影响。因此，两者服用时间最好间隔半个小时以上。

孕 1 月，很多孕妈妈是在不知情的情况下得知自己怀上宝宝的，很可能没有经过备孕，也有可能是在服药或是饮酒后怀上的。还有的孕妈妈是第 1 次要宝宝，没有孕育经验，孕后总是有各种各样的担心和疑问。

本月孕妈常见疑问与不适

🔥🔥🔥🔥🔥 热点指数

问： *同房多久后能确定自己已经怀上了？*

答： 如果是尿液检测，同房后 7~10 天就可以用早孕试纸检测是否怀孕了。也可以在同房 10 天以后到医院进行血 HCG 检查，这是检查怀孕最准确的方法。

🔥🔥🔥🔥🔥 热点指数

问： *黄体酮低，想保胎，怎么办？*

答： 黄体酮是维持怀孕必需的孕激素。黄体酮分泌不足，胚胎在母体内的生存就会不稳定。如果检查发现黄体酮值低于孕周参考值，通常医生会建议注射黄体酮，直到母体可自然分泌黄体酮为止。

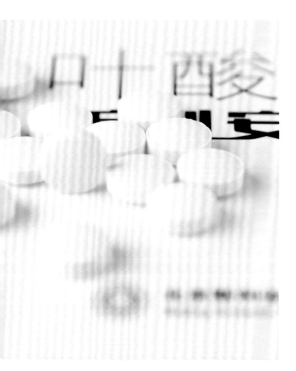

🔥🔥🔥🔥🔥 热点指数

问： *意外怀孕了，孕前没有及时补充叶酸怎么办？*

答： 如果你是意外怀孕，或者备孕期没有及时去医院做孕前检查，从而错过了补充叶酸的关键期，也不用懊悔。不必担心胎宝宝就会发育不正常，因为并不是每一个人都会缺乏叶酸的。据统计，我国约 30% 的孕妈妈缺乏叶酸，大多是因为饮食习惯造成的，这类孕妈妈多分布在营养状况比较差的偏远山区。

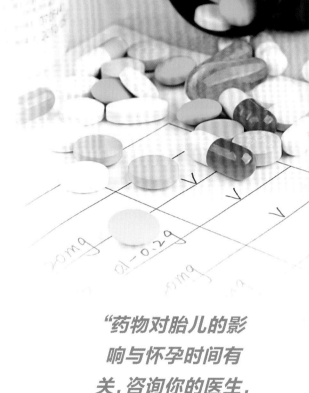

🔥🔥🔥🔥🔥 热点指数

问： *医生说怀孕了，为啥月经又来了？*

答： 由于个体差异等原因，有些女性在怀孕后，卵巢分泌的性激素尤其是孕激素水平比较低，会导致一小部分子宫内膜继续脱落，因此，这部分女性怀孕后依然出现来"经血"的症状，只是"经血"量要比正常时期少很多。

🔥🔥🔥🔥🔥 热点指数

问： *感冒后服药，却发现怀孕了怎么办？*

答： 药物对胎儿的影响与怀孕时间有关。一般情况下，在怀孕第 3 周，因受精卵尚未植于子宫内膜上，不受药物影响；在怀孕第 4 周，由于胚胎组织没有分化，如果药物有影响，则会引起流产等；在怀孕第 5~11 周，是胚胎器官分化形成阶段，是致畸高度敏感期；在怀孕第 12 周，胚胎器官分化已初步完成，但药物致畸的影响也不容忽视。孕妈妈应根据自己的实际情况，向医生咨询。如果想继续怀孕，一定要加强产检，定期查看胎儿的发育情况。

> **"药物对胎儿的影响与怀孕时间有关，咨询你的医生，听从医生的建议。"**

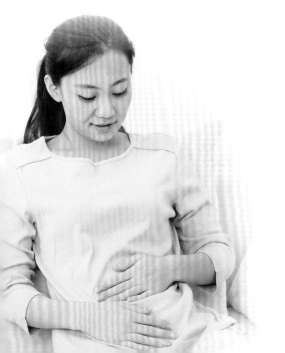

🔥🔥🔥🔥🔥 热点指数

问： *怀孕后腹痛怎么办？*

答： 若出现腹痛，应及时到医院做详细检查。导致孕妈妈腹痛的原因有很多，不只是腹中胎儿，肠胃疾病，如胃胀气、肠痉挛、阑尾炎和细菌性痢疾等也可造成孕妈妈腹痛。同时也可能预示着流产等危险的发生。有腹痛症状的孕妈妈最好不要拖延就医时间，以防贻误病情。

一月

Sun Mon Tue Wed Thu Fri Sat

二月

Sun Mon Tue Wed Thu Fri Sat

三月

Sun Mon Tue Wed Thu Fri Sat

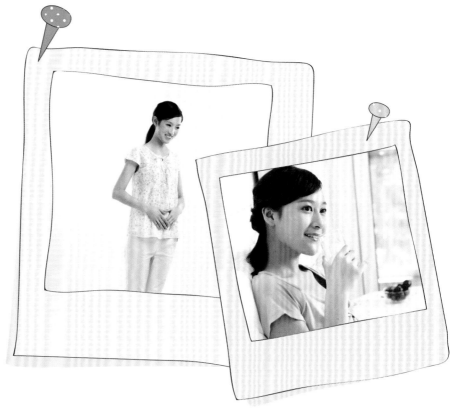

四月

Sun Mon Tue Wed Thu Fri Sat

五月

Sun Mon Tue Wed Thu Fri Sat

六月

Sun Mon Tue Wed Thu Fri Sat

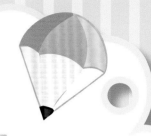

七月
Sun Mon Tue Wed Thu Fri Sat

八月
Sun Mon Tue Wed Thu Fri Sat

九月
Sun Mon Tue Wed Thu Fri Sat

孕2月

害喜，辛苦又幸福的日子

孕2月，胎宝宝和孕妈妈还在相互适应中，大部分孕妈妈开始害喜了，喜食酸性食物，厌油腻。此时孕妈妈胃口可能会不太好，有可能会出现孕吐，这时不要太苦恼，多想些快乐的事情，用平和坦然的心态来应对吧。

十月
Sun Mon Tue Wed Thu Fri Sat

十一月
Sun Mon Tue Wed Thu Fri Sat

十二月
Sun Mon Tue Wed Thu Fri Sat

孕 2 月产检全知道

>> 第 2 次产检项目

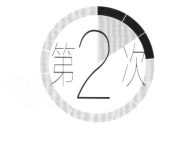

时间	5~8 周
必做项目	B 超、体重、血压、尿常规、血液检查
特殊项目	风疹病毒抗体、艾滋病病毒检测
小贴士	孕 5 周以后及时做 B 超，可诊断怀孕状态，排除异常妊娠。这是本月产检的重中之重

本月必做的项目

时间	项目	检查目的	标准值
每月必查	体重	随时监测体重增长情况	14 周以前每周可增加 0.1 千克
每月必查	血压	时刻监测孕妈妈的血压值	高压 90~140 毫米汞柱；低压 60~90 毫米汞柱
每月必查	尿常规	尿检有助于肾脏疾患早期的诊断	尿蛋白及酮体为阴性
每月必查	血液检查（黄体酮和 HCG）	检查胚胎发育情况	如果数值与第 1 次产检相比持续性降低，则有可能是先兆流产，正常范围内即安全
孕 5 周	B 超	通过超声波可计算出胎囊大小，根据胎儿头至臀部的长度值即可推算出怀孕周数及预产期，此外还能监测有无胎心搏动及卵黄囊等，及时发现胚胎的发育异常情况	胎心搏动在 6~8 周就可观察到。怀孕 6 周时胎囊直径约 2 厘米

以上产检项目可作为孕妈妈产检参考，具体产检项目和费用以各地医院及医生提供的建议为准。

你可能会做的特殊检查

1. 风疹病毒抗体。风疹不仅能感染孕妈妈，还能通过胎盘、生殖道感染胎宝宝，造成流产、胎儿宫内发育迟缓，以及一些先天性疾病。因此，对孕妈妈进行风疹病毒抗体的检查，有助于预测妊娠风险，降低先天性疾病宝宝的出生率。

2. 艾滋病病毒检测。孕妈妈如果感染艾滋病，病毒可以通过胎盘感染胎儿或分娩时经产道或经母乳感染新生儿，因此，该检测非常重要。对艾滋病病毒进行检测，及早发现并及时隔断，有助于阻断病毒通过胎盘或产道传染给宝宝。

>> 一次过产检的小秘密

去医院检查前，提前了解如下注意事项，会令你的检查更舒心和顺利。

本月 B 超要憋尿

这个月做 B 超检查，需要憋尿。孕妈妈可以多喝几杯水，使膀胱充盈起来，以便更好地看清子宫内的情形。在孕 3 个月后做 B 超检查时，就不需要憋尿了，还要提前排空尿液。B 超是不需要空腹的，孕妈妈要切记这点。注意衣着要宽松、易脱，宽松的衣物能节省时间，也能让孕妈妈的心情放松一点。

抽血要空腹

抽血前 1 天晚上 8 点以后应禁食，清晨不要吃食物，抽血前尽量减少运动量，保持空腹，可以喝少量的水。孕妈妈尽量将产检安排在上午，这样不吃早饭就可以了，不过最好带些面包、牛奶等食物，以便抽完血后能够尽快进食，有充足的体力和精力去做别的检查。

留取中段尿，结果最可靠

女性的尿道口离阴道口比较近，如不注意的话，尿液往往会被白带污染，不能真实地反映尿液的情况，所以必须留中段尿。留尿时，先把前半段的尿液解掉，留取中间一段的清洁尿去化验，这样得出的化验结果比较真实。

这样安排产检，最省时间

选择医院后，可以提前一天在网络上预约挂号，产检当天，去挂号台领取号。准爸爸可以陪着孕妈妈一起去。医生一番询问后，会开出检查项目单，付完费后就可以去检查。B 超需要憋尿，孕妈妈要先去 B 超室做 B 超；然后去尿检处拿清洁尿杯留取中段尿去化验，化验结果大概 30 分钟出来。这时还不能吃东西，要去抽血，抽完血孕妈妈就可以稍稍吃些面包之类的食物了，再去测体重和血压。待检查结果都出来后，孕妈妈要拿着结果给医生看一下各项指标是否正常，如有疑问，一定要向医生咨询。

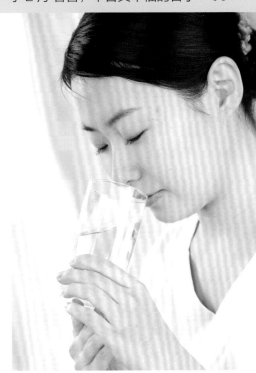

提前喝水憋尿：本月的 B 超检查需要憋尿，孕妈妈可提前多喝几杯水，轮到自己时可减少不必要的等待。

别拿称体重不当回事

每次产检时都会称体重，孕妈妈千万不要不当回事，而是要正确记录体重，以给整个孕期体重控制做参考。正常孕妇怀孕前 3 个月，体重每月增加 0.5 千克左右。此后，体重每月增加不宜超过 2 千克。

>> 专家解读你的产检报告

孕 2 月孕妈妈产检的重中之重就是做 B 超，以确认是否为正常怀孕。

如宫腔内探查不到任何妊娠征象，而在子宫腔外探到异常的包块，结合其他的临床表现和实验室检查结果就可以考虑宫外孕的可能。所以一般在怀孕早期会通过做 B 超明确是否正常怀孕或宫外孕、葡萄胎等。

孕期要做几次 B 超

一般情况下，孕期只需做 3~4 次 B 超就可以了。如果是高危孕妇，或被怀疑有胎盘前置等不正常的情况，要根据情况适当增加 B 超的次数。

孕 7 周左右，通过 B 超检查可以确定宫内妊娠是否正常；孕 11~14 周需要做一次 B 超，通过检查 NT 值，尽早筛查疾病；孕 20~24 周的大排畸 B 超，主要是为了了解胎宝宝是否存在畸形；从孕 36 周到预产期，需做一次 B 超以明确羊水多少和胎盘的功能，以及胎宝宝有无脐带绕颈；如果有羊水过少、胎盘老化、胎宝宝脐带绕颈等情况，需在孕 38 周再做一次 B 超，以确定分娩日期及分娩方式。

看懂 B 超单上的科学术语

1. 胎囊（孕囊）。只在孕早期出现，位于子宫的宫底、前壁、后壁、上部或中部，形态圆形或椭圆形、清晰的为正常。不规则形、模糊，位于子宫下部的为异常。一般情况下，停经 35 天左右，通过 B 超即可看到胎囊。孕 6 周时，胎囊检出率为 100%，胎囊直径约为 2 厘米，孕 10 周时约为 5 厘米。一般 B 超单上胎囊大小用 25 毫米 ×28 毫米 ×39 毫米这样来表示，分别表示胎囊的长、宽、高。

2. 胎芽。胎囊大于 3.5 厘米而没有看到胎芽，为不正常，此时应结合血检来综合考虑。可过 2 周再检查，若还是没有，可能是胚胎质量有问题，不宜盲目保胎。

3. 胎心。最早可在孕 6~8 周（自末次月经算起）出现。如孕 10

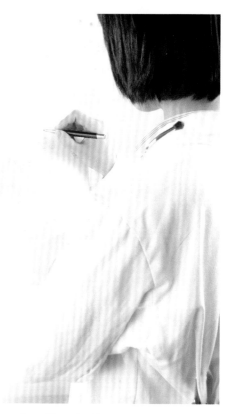

看不懂 B 超单：B 超单上的数据，孕妈妈可能看不太明白，给医生看检查结果时，仔细询问一下吧！

周还未检测到心管搏动，在排除了末次月经日期错误的情况下，可断定胚胎停止发育，这可能是胚胎自身质量不好，自然淘汰的结果。

本月 B 超的重要性

孕 7 周左右，通过 B 超可以确认是否怀孕及宫内妊娠是否正常。如果记不清末次月经时间，那么，B 超检查是最准确的方法。根据 B 超检查结果，可计算出胎囊大小、胎儿头臀的长度、有无胎心搏动及卵黄囊的情况，从而及时发现胚胎发育的异常情况。通过胎儿头臀的长度还可以判断怀孕周数及推测预产期。

对于某些孕妈妈来说，如果阴道出血时间长，出现下腹部疼痛，需做 B 超了解胚胎是否存活，是否有必要继续保胎，还需排除宫外孕、葡萄胎的可能。对于月经不正常的孕妈妈，需了解胚胎发育情况，估计怀孕周数。

B 超检查安全吗 一般说来，B 超检查对胎宝宝是安全的，它只是一种声波传导，不是电离辐射和电磁辐射，这种声波对人体组织没有什么伤害。但 B 超的超声波产生的"击鼓"效应会使胎宝宝神经细胞随之震动，所以不要频繁做 B 超，如果做一定要控制好时间，最好在 3 分钟以内。

1 秒钟：知道好结果

B 超：显示胎囊、胎芽和胎心
胎囊：形态圆形或椭圆形、清晰的为正常
胎芽：孕 2 月做 B 超检查，可以看到胎芽为正常
胎心：通过 B 超检测到胎心为正常

看懂你的第一次 B 超报告单

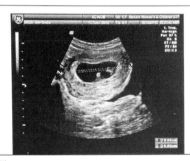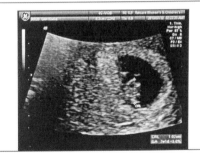

超声所见：

子宫前位，7.0×9.0×5.8cm 大小，宫腔内可见胎囊，3.5×5.7×1.6cm 大小，孕囊内可见胎芽、芽长 1.0cm，可见卵黄囊及心管搏动，胎心率 161 次/分；胎囊左侧可见条带状暗区，范围约 3.2×0.5cm。子宫肌层回声尚均匀。

双附件区：双附件区未见明显异常回声。

胎儿正常的心率是在 120~160 次/分。

孕 5 周长到 0.4 厘米，孕 6 周长到 0.85 厘米。

孕 2 月保健指南

>> 孕期生活细节

孕吐和身体的变化会给一些孕妈妈带来不好的情绪。有心理压力的孕妈妈，要给自己找一个快乐的理由，多想些开心的事情，多做些自己感兴趣的事，放松心情。

暂别性，只因爱得更深

孕妈妈在怀孕期间，受心理和内分泌的影响，性欲会有所下降。准爸爸应该体谅妻子，不要抱怨或责备。孕期的性生活是有讲究的，什么时候能进行，什么时候要禁止，过程中要注意什么都需要提前了解。在孕期，很多孕妈妈谈"性"色变，其实大可不必这样紧张。怀孕是生理现象，不是生病，只要了解孕期性生活的注意要点，适当进行亲密行为不仅对夫妻的感情生活有益，而且有益于胎宝宝的发育。需要注意的是，性生活只能在孕中期进行，且要使用安全措施，避免出现强烈宫缩和细菌感染等危险。

洗澡，20 分钟足矣

浴室内环境闭塞，温度高、湿度大、氧气供应相对不足，而热水刺激会引起全身体表毛细血管扩张，这样血液流入体表较多，使孕妈妈脑部的供血不足，孕妈妈会觉得喘不过气来，严重者还会出现头晕、乏力、眼花、胸闷等症状。

孕妈妈洗澡时间过长会加重上述症状，而且还会给胎儿发育造成影响。孕妈妈身体供血不均，将直接影响子宫内供氧状态，有可能会造成胎儿神经系统发育不良。所以孕妈妈洗澡时间最好控制在 20 分钟内。

>> **合理打造** 亲密时光

- **孕早期不宜有性生活**。孕早期，胎盘在母体内尚未发育完善，过于激烈的性行为会伤害到胎盘，而且强烈的子宫收缩可能导致胎盘着床不稳，所以孕 1~3 月最好不要过性生活。

- **孕中期可适当享受性生活**。孕中期胎儿在母体内比较稳定，发育较孕早期更为完善，孕妈妈的身体情况较孕早期开始有所好转，适宜进行亲密行为。但是要注意不可过于激烈，不要压迫腹部，稍有不适就马上停止。

- **孕晚期应禁止性生活**。此时胎宝宝已经发育成熟，子宫已经下降，子宫口逐渐张开。如果这时有性生活，宫内感染的可能性较大。

- **最好使用安全套，或做体外排精**。男性精液中的前列腺素被阴道黏膜吸收后，可促使怀孕后的子宫发生强烈的收缩，不仅会引起孕妈妈腹痛，还易导致流产、早产。

孕期牙事多关心

怀孕会带来很多改变，包括牙齿，孕妈妈可能会发现自己的牙龈经常出血。这是因为怀孕之后内分泌的变化使得牙齿格外脆弱，极易让一些病菌和毒素乘虚而入，再加上孕妈妈可能一天吃好多东西，致使口腔不洁造成的。

1. 勤刷牙。除了正常的早晚 2 次刷牙之外，如果你午饭后要小睡，最好再补刷 1 次。吃完东西要记住把食物残渣清理干净，不让细菌有可乘之机。除了一天 3 次刷牙，每次吃完东西都要用温水漱口，或用医生专门指定的漱口水漱口。

2. 选择好牙刷和牙膏。选择软质、细毛、刷头很小的牙刷，并且每 3 个月务必更换。不需要用药物牙膏，使用具有一般清洁功能的牙膏就可以。

坐、立、行要小心

由于腰腹部的变化，孕妈妈的坐姿需要多加注意。孕妈妈的椅子最好将高度调整到 40 厘米为宜；椅面宜选稍微硬一些的，过软的椅子会让孕妈妈更累。

孕妈妈行走应稳，不宜快速急行。行走时背要直、抬头、紧收臀部，保持全身平衡，稳步行走，不要用脚尖走路。到了孕中期和孕晚期，腹部负担重，孕妈妈走路吃力时，也可利用扶手或栏杆行走。

在家中行走时，容易滑倒的地方如浴室和厨房门口放上吸水防滑的垫子，以免将水渍踩得满地都是，时刻保持家里地面的干燥，减少孕妈妈滑倒的风险。准爸爸拖地的时候，孕妈妈可以坐在一边休息，等待地面干燥后再下地行走。

孕妈妈站立时也要注意，首先应避免长时间站立。站立时将两腿平行，两脚稍微分开，略小于肩宽，两脚平直，不要向内或向外。这样站立，重心落在两脚之中，不易疲劳。若站立时间较长，则将两脚一前一后站立，并每隔几分钟变换前后位置，使体重落在伸出的前腿上，可以缓解久站的疲劳。

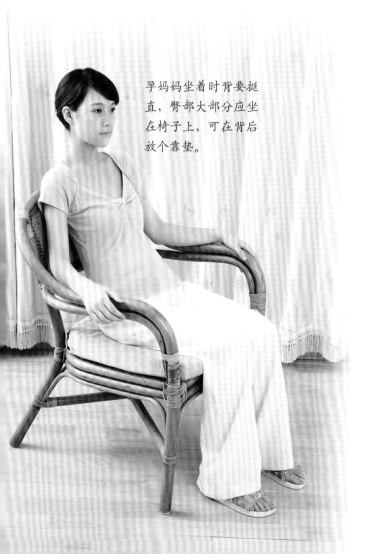

孕妈妈坐着时背要挺直，臀部大部分应坐在椅子上，可在背后放个靠垫。

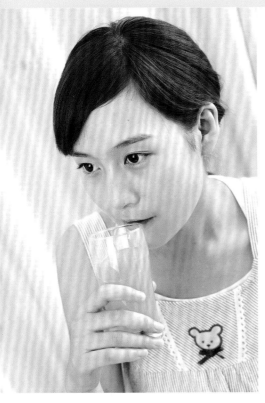

晨起喝杯橙汁：酸甜的橙汁，对缓解孕吐有一定的作用，孕妈妈晨起喝1杯吧！

为什么会孕吐

关于孕吐原因的说法主要有3种，一是激素的变化，怀孕后，胎盘分泌的人绒毛膜促性腺激素可抑制胃酸分泌，引起食欲下降、恶心、呕吐等症状。二是孕妈妈体内做出的一种免疫反应，怀孕后体内会产生一种把宝宝当成"异物"的、想排斥胎宝宝的免疫力，孕吐就是因此而产生的过敏反应。三是在

>> 巧妙应对孕吐

孕2月往往是早孕反应最强烈的阶段，恶心、孕吐等症状成为生活中的常态。

怀孕初期这个关键期，为了不让孕妈妈吃得太多、活动得太多，胎宝宝产生此反应来保护自己。

孕吐了为什么喜食酸

许多孕妈妈早孕反应强烈时喜欢吃酸的食物。酸的食物能够刺激胃的分泌腺，使其分泌出更多的胃液，使消化酶的活性大大提高，促进胃肠蠕动的速度。为了缓解早孕反应引起的不适，孕妈妈可以多吃些带有酸味的新鲜蔬果，如柑橘、杨梅、西红柿、樱桃、葡萄等，而且它们含有丰富的维生素C，对孕妈妈和胎宝宝都是大有好处的。

但孕妈妈一定要注意不宜多吃酸。由于怀孕早期胎儿耐酸度低，母体摄入过量酸味食物，特别是含有食品添加剂的加工过的酸味食物，会影响胚胎细胞的正常分裂增生，诱发遗传物质突变，容易致畸。所以要吃酸就要吃健康无害的天然酸性食物。

不过，酸酸的山楂或山楂制品不适宜孕妈妈多吃，因山楂对子宫有收缩作用，吃得较多会刺激子宫收缩，甚至造成流产。人工腌制的酸菜、泡菜等，几乎不含任何营养成分，却含有致癌物质亚硝酸盐，也不适宜孕妈妈食用。

吃得下的时候多吃点

早孕反应带来的恶心、厌食，影响了孕妈妈的正常饮食。如果到了饭点，孕妈妈不想吃饭，也不要强迫，可以待会儿再吃；或者只吃一点儿，饿了的时候再拿一些小零食补充。没有食欲可以不吃或少吃，但有食欲的时候要抓紧机会吃，除饮食禁忌食物外，喜欢吃什么就吃什么。

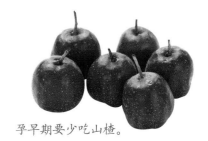

孕早期要少吃山楂。

小窍门缓孕吐

衣：穿着尽量舒适。腰部太紧的服装会加剧晨吐。

食：少吃多餐为好，饮食原则以清淡、少油腻、易消化为主。

住：注意空气的流通，清新的空气才不会感到闷；不要长时间待在温度过高的地方，尽量使自己感到凉爽，可以减轻恶心的感觉。

行：如果孕妈妈活动较少也容易出现恶心、食欲不佳、倦怠等症状。一些轻缓的运动，如散步、保健操等都能够帮助孕妈妈强健身体，改善不适症状。

孕吐对胎宝宝有什么影响 很多孕妈妈孕早期都会出现孕吐反应，轻度到中度的恶心以及偶尔呕吐，一般不会影响胎宝宝的成长。因为此时胎宝宝处于外器官发育成长阶段，所需的营养非常少，而在他营养需求增加时，孕吐也就减轻或消失了。所以即使你在孕早期体重没有增加，也没什么问题。多数情况下，过了孕早期，你应该能够很快恢复胃口，并开始增加体重。

孕吐宜吃食物	食物来源
含维生素 B_6 食物	动物肝脏、谷物、肉、鱼、蛋、豆类及花生等
蛋白质食物	鸡蛋、豆腐、鱼虾贝类、花生、核桃等
新鲜蔬果	土豆、西蓝花、南瓜、苹果、柚子、柠檬、香蕉等
奶类	酸奶、鲜牛奶、奶片或奶酪

吃对食物减轻孕吐：一日改善孕吐小方法

1. 早餐一定要吃

a. 恶心呕吐多在清晨空腹时较重，不要忽视早餐。

b. 清晨喝 1 杯生姜蜂蜜水，可缓解晨吐。

c. 吃一些较干的食物，如烧饼、饼干、面包片等。可用 1 杯酸奶送食。

d. 早晨少量地吃东西。在胃里留存一些东西，能防止恶心呕吐。

2. 午餐忌油腻

a. 避免吃油炸类、辛辣刺激类食物。

b. 最好让家人做饭，远离油烟味。

c. 用口蘑、豌豆、高汤做一份口蘑炒豌豆，既富含多种维生素，还能消除孕妈妈因油腻引起的胃口不佳。

d. 用羊肉、生姜做一份生姜羊肉汤改善口味。

e. 进食后万一呕吐，做做深呼吸或去室外散散步，然后再继续进食。

3. 午餐后休息

a. 进餐后最好卧床休息半小时，可使呕吐症状减轻。

b. 起床的动作要缓慢，避免突然坐起或直接下地，以防脑供血不足而引起眩晕恶心。

c. 下午三四点可以吃点水果如苹果、橘子，也可吃些松子、开心果之类的坚果补充营养。

4. 晚餐饿了就吃

a. 只要饿了，不到饭点也要吃饭。

b. 可做一份菠萝炒鸡胗，帮助消化、增进食欲。

c. 用橙子、南瓜、冰糖做一份香橙南瓜羹改善口味。

d. 饭后要记得刷牙，嘴里清爽才更不易呕吐。

5. 烹饪方式要合理

肉类以清炖、清蒸、水煮、水煎、爆炒为主要烹饪方法，尽量不采用红烧、油炸、油煎、酱制等方法。

孕 2 月，孕妈妈刚刚知道自己怀孕，欣喜之余，较为明显的早孕反应使孕妈妈感觉非常苦恼，某些异常的征兆也让孕妈妈惶惑不安，不知道该怎么办，下面我们就将孕妈妈遇到的困惑做出解答。

本月孕妈常见疑问与不适

🔥🔥🔥🔥🔥 热点指数

问： *发现胚胎停育怎么办?*

答： 医学上将怀孕早期胚胎停止发育的现象称为胚胎停育。造成胚胎停育的原因有很多，内分泌失调、子宫异常、生殖道感染、母胎之间免疫不适应，以及染色体问题都可能导致胚胎停育。若孕妈妈不幸被确诊为胚胎停育，最好在医生的指导下做人工流产处理。胚胎停育不宜采用药流，否则不易完全排净。

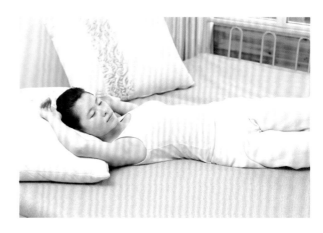

为减少胚胎停育现象的发生，在孕前备孕夫妻就要做好检查，排除生殖系统、免疫系统和染色体异常；回归科学的生活方式，戒烟戒酒，远离病毒，回避接触有毒化学物质的工作，以把这种可能性降到最低。

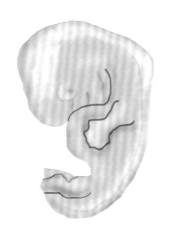

🔥🔥🔥🔥 热点指数

问： *出现流产征兆怎么办?*

答： 如果孕妈妈发现自己阴道有少量流血，下腹有轻微疼痛、下坠感或者感觉腰酸，可能就是流产的前兆，也是胎宝宝给你传递的"危险信号"。这时孕妈妈最好的方法就是卧床休息，不要再走动，然后要及时就医。

🔥🔥🔥🔥🔥 热点指数

问： *上班时孕吐怎么办？*

答： 坚持上班的孕妈妈会因乘车劳累，或车内空气不新鲜而加重胃部不适从而发生孕吐，这可能使你感到尴尬，所以可以事先做好准备，路上带杯蜂蜜生姜水，把纸巾和塑料袋放在随身的包中，以备不时之需。在电脑前办公的孕妈妈不要过长时间待在电脑前面，屏幕上无法察觉的快速闪烁，会加重症状；同时备些苹果、橘子，坚果之类的小零食，饿了就吃点，因为空腹时呕吐会加重。

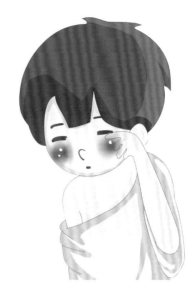

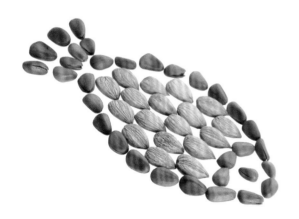

"孕妈妈可以准备些坚果等小零食，饿了随时吃点，能缓解孕吐不适。"

🔥🔥🔥🔥🔥 热点指数

问： *发热怎么办？*

答： 由于孕妈妈的体温会直接影响胎儿神经细胞发育，所以孕妈妈宜谨慎对待发热情况。如果孕妈妈只是轻微的发热，可以采用物理疗法，如洗温水澡，用温毛巾擦拭身体等，但在擦拭身体时，注意避开胸前区。孕妈妈发热后还要多喝些温开水，同时注意保暖，时刻监测体温。若体温超过 38.5℃，需就医。

🔥🔥🔥🔥🔥 热点指数

问： *胃里总是有灼热感，怎么回事？*

答： 孕妈妈可能从第 2 个月开始，直到分娩，常感到胃部有灼热的感觉，也就是俗话说的"心口窝"痛。这是由于在怀孕期间，协助封闭胃上部与食管间通道的肌肉变得松弛，使消化液从胃流回到食管里，刺激到其敏感的黏膜所致。扩大的子宫在怀孕晚期压迫到胃部，使得这种情况更加恶化。胃灼热是一种无害的状况，除非与怀孕无关，一般在分娩后就会消失。

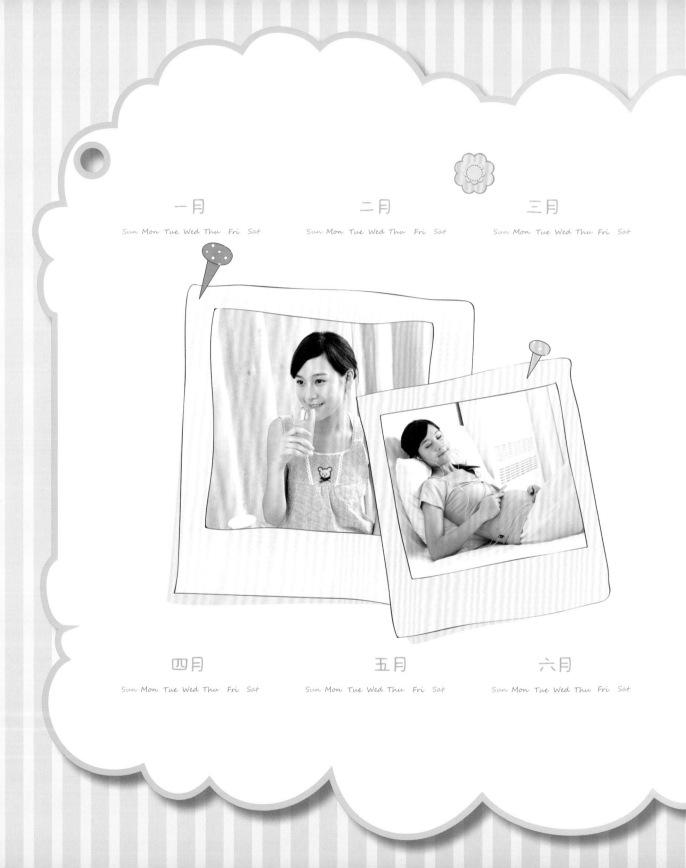

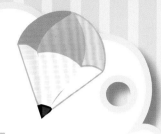

七月
Sun Mon Tue Wed Thu Fri Sat

八月
Sun Mon Tue Wed Thu Fri Sat

九月
Sun Mon Tue Wed Thu Fri Sat

孕 3 月

扑通扑通，小心脏跳动了

　　孕 3 月，孕妈妈与胎宝宝已经互相适应了彼此的存在，孕妈妈需要在此时选定一个医院去建档，建档时的产检需要注意些什么，报告单上的数值意味着什么，孕妈妈又会有哪些疑惑，我们一起来看看。

十月
Sun Mon Tue Wed Thu Fri Sat

十一月
Sun Mon Tue Wed Thu Fri Sat

十二月
Sun Mon Tue Wed Thu Fri Sat

孕 3 月产检全知道

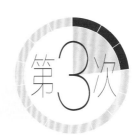

>> 第 3 次产检项目

时间	9~12 周
必做项目	体重、血压、尿常规、血常规、乙肝五项、肝功能、听胎心音等
特殊项目	微量元素检查、NT 检查，此两项检查可以让孕妈妈更放心
小贴士	本月孕妈妈需要在医院建档了，要带哪些证件，可以提前咨询医院

本月必做的项目

时间	项目	检查目的	标准值
每月必查	体重	体重超标或过低，都不好	怀孕前 3 个月以内增加 2 千克左右
每月必查	血压	是否患有高血压或低血压	110/70~120/80 毫米汞柱
每月必查	尿常规	了解肾脏情况	尿蛋白及酮体为阴性
每月必查	血常规	检查有无贫血	血红蛋白指数 110~160 克/升
孕 12 周之前	乙肝五项（不空腹）	是否感染乙肝病毒，及早检查，及时母婴阻断	乙肝五项全部阴性；表面抗体阳性，其余为阴性；表面抗体阳性、核心抗体阳性，其余为阴性；以上 3 种结果均是正常
孕 12 周	肝功能（空腹）	有无肝肾疾病和损伤	数值正常
孕 12~13 周	多普勒听胎心音	了解胎宝宝心跳情况	120~160 次 / 分钟
孕 12 周之前	"四毒"检查	风疹、巨细胞、弓形虫、单纯疱疹病毒	正常：均是阴性

以上产检项目可作为孕妈妈产检参考，具体产检项目和费用以各地医院及医生提供的建议为准。

你可能会做的特殊检查

1.微量元素检查。铁、铜、锌、碘、铬、碘等微量元素在人体内含量极少，但它们却有参与体内各种酶或激素的合成、调节人体各种生理功能的作用，缺乏微量元素，会影响胎宝宝的体重增长。

2.NT 检查。这是胎儿颈后透明带厚度检查，早期的排畸检查。绝大多数正常胎儿都可看到此透明带，厚度小于 2.2~3.0 毫米为正常，大于 3.0 毫米即为异常，可能出现唐氏儿。

第一次听胎心音

胎心就是胎宝宝心脏的跳动声，在孕 12 周左右医院用多普勒的高灵敏度仪器，可以从孕妈妈的腹部测到胎心音。不过，也有些医院可能采用一般的听诊器，要到 17~18 周才能追踪到胎儿的心跳声。

胎儿的心率在 120~160 次 / 分，若胎心率持续 10 分钟以上都小于 120 次 / 分或大于 160 次 / 分，则表明胎心率是异常的。正常的胎心率随子宫内环境的不同，时刻发生着变化，听胎心音，做好产前胎心监护的目的是检测胎宝宝的正常发育情况，但是一般性的伴随胎动的胎心过快不能说明胎儿出现了什么问题，往往是胎心过慢的风险更大，提示胎儿面临缺血缺氧的危险，需要医生及时予以处理。

由于胎盘及脐带因素，如脐带绕颈、胎盘供血不足和孕妇自身因素，如妊娠高血压、身体过于劳累或某一不利的固定体位等，都可能造成胎儿宫内缺氧，胎儿发生缺氧后，其胎心率和胎动次数都会随之改变，这正是肚里的宝宝在向妈妈呼救。监测胎心可以在胎宝宝缺氧早期发现并纠正，使胎宝宝免于受到伤害。

另外，在孕 12 周后，由于胎宝宝的位置及其他因素，如孕妈妈腹部脂肪层较厚等，用多普勒胎心仪未测到胎心音，这时医生就需要用超声波为孕妈妈检查，以确定胎心音，以防不测。

小排畸检查，让妈妈更放心

小排畸检查，是指胎儿颈后部皮下组织内液集聚的厚度的检查。通过 B 超测定颈项透明带厚度，以排查胎儿畸形。

小排畸检查是孕早期的排畸检查，便于及早发现唐氏儿和先天性心脏病的胎儿，并及时予以干预。孕妈妈最好在孕早期，即孕 11~14 周做这项检查。这个时候，胎儿头臀长在 45~84 毫米，经腹部或阴道 B 超检查最好。检查时间过早，孕 11 周之前，胎宝宝太小，B 超检查可能显示不出；过晚的话，过多的液体被胎宝宝的淋巴系

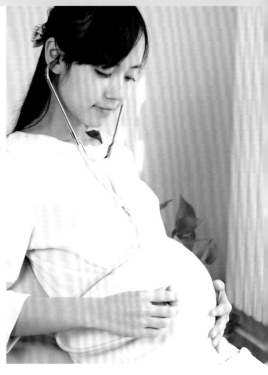

感受生命的力量：孕 17 周以后，孕妈妈可以自己在家用听诊器听听胎宝宝的心跳声，感受它强有力的搏动。

统吸收，检查结果就不太准了。如果孕妈妈错过了小排畸检查的最佳时间，也不用太过担心，中期的唐氏筛查及大排畸检查，也是进一步的排畸检查。

需要提醒孕妈妈的是，有的医院可能没有这项小排畸检查，需提前到可以做的医院预约检查，孕妈妈应提前了解，并提前预约好，以免人为地错过了做检查的最佳时间。

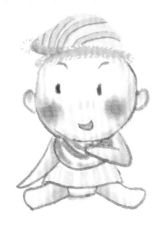

>> 一次过产检的小秘密

本次产检项目比较多，孕妈妈提前了解本月检查项目的注意事项，有助于顺利通过产检。

听胎心前，先静一静

孕妈妈的情绪会影响胎宝宝的心率状况。比如紧张、焦虑、沮丧、悲观等不良情绪会增加体内肾上腺皮质激素的分泌，从而对胎心监测结果产生影响。孕妈妈听胎心前，要平心静气，放轻松，以使胎心监测客观地反映胎宝宝的状况。

小排畸检查，12 周之前憋点尿，12 周后无须憋尿

小排畸检查是通过 B 超来测定，孕 12 周前，子宫尚小，肠管的蠕动及其内容物可干扰子宫及附件的影像，致使其显示不清。因此检查前要求孕妈妈大量饮水、憋尿，使膀胱充盈，将肠管推向上方。孕 3 个月以后，子宫长大升入腹腔，将肠管自然推向上方，宫腔内又有羊水，此时观察胎儿就不再需要憋尿。

这样安排产检最省时间

本月检查项目比较多，涉及抽血、验尿、B 超。抽血检查，需要孕妈妈空腹进行，所以，早上首先去抽血化验。而其后的一些检查，有的需要憋尿，有的则要求不能心慌，因此，抽血之后，准爸爸应准备好可口的早餐，让孕妈妈吃好、喝好、休息好，保持心率正常，再进行后面的检查。准爸爸可以帮孕妈妈排队，还能节省时间，使产检结果当天就能全部出来。有的检查项目如果过了时间点，可能当天结果就不能出来了，第 2 天再来一趟会比较麻烦。

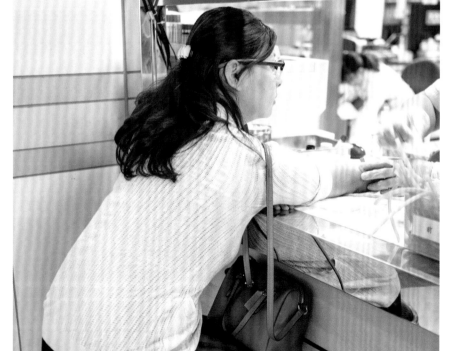

>> 专家解读你的产检报告

本月的检查报告单项目较多，不过不用担心看不懂，听专家来一一为你分析。

看懂你的血压值

世界卫生组织建议的血压标准是：凡正常成人收缩压（高压）应小于或等于 140 毫米汞柱，舒张压（低压）小于或等于 90 毫米汞柱。如果成人收缩压大于或等于 160 毫米汞柱，舒张压大于或等于 95 毫米汞柱为高血压；血压值在上述两者之间，即收缩压在 141~159 毫米汞柱，舒张压在 91~94 毫米汞柱，为临界高血压。

一般血压有两个高峰，分别在早上 6-10 点和下午 4-8 点，在这两个时间段量的血压比较能反映血压的情况。诊断高血压时，必须多次测量血压。若测得的收缩压比孕早期高 30 毫米汞柱以上，或者是舒张压高 15 毫米汞柱以上，表示为异常，可能是妊娠高血压。

看懂肝功能报告单

抽血化验肝功能，主要是检查孕妈妈有无肝脏疾病、肝脏损害程度以及查明肝病原因，判断预后和鉴别发生黄疸的病因等。怀孕期间，孕妈妈的肝脏负担会加重，如果肝功能受损，会令孕妈妈孕期"雪上加霜"。因此，肝功能的及时检查，有助于及早发现和干预。评价肝功能的主要参考指标有：总胆红素、直接胆红素和谷丙转氨酶、谷草转氨酶等。在报告单上，通常会列出本次检测的数值，后面对应有正常值范围，如果检测数值不在正常范围，其后常会跟有向上或向下的箭头，提示偏高或偏低。这时，孕妈妈需要询问自己的产科医生，听从医生的建议。

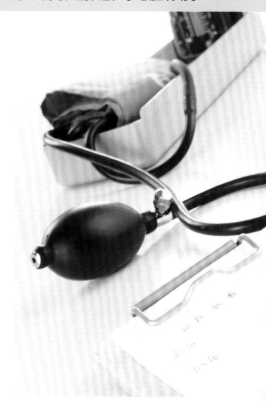

高血压结果的判定：*孕期正常的血压应该是不超过 130/90 毫米汞柱，或与基础血压相比不超过 30/15 毫米汞柱。*

建档要趁早

目前大多数医院都要求孕妈妈提前确定在哪里分娩，方便在医院建档，才能进行系统的产前检查。孕 3 月后，孕妈妈确定了产检和分娩医院后再办理相关事宜。

医院为孕妈妈建个人病历，主要是为了能更全面地了解孕妈妈的身体状况及胎宝宝的发育情况，以便更好地应对孕期发生的状况，并为以后分娩做好准备。因此，孕妈妈最好能够提前确定自己的分娩医院，并且以后固定在同一家医院进行产检。

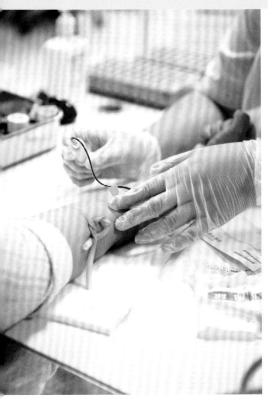

静脉抽血注意事项：血常规检查为静脉抽血，孕妈妈要提前保持胳膊清洁，防止细菌污染样本。

看懂乙肝五项检查

乙肝五项和肝功能检查不是一回事。它主要是检查是否感染了乙肝病毒以及乙肝病毒的感染情况。

1. 乙肝五项全部阴性，表明身体没有感染过乙肝病毒。

2. 乙肝表面抗体阳性，其余为阴性。表示有过乙肝病毒感染史，但机体产生了一定的免疫力。

3. 乙肝表面抗体阳性、核心抗体阳性，其余为阴性。这表明接种了乙肝疫苗后，或是乙肝病毒感染后已康复的结果，已有免疫能力。

4. 如果乙肝 e 抗原为阳性，这是乙肝传染性强弱的重要指标，数值越大，传染性越强。

5. 如果孕妈妈是乙肝病毒携带者，乙肝病毒能通过血液和胎盘传播，此时要听从医生的安排，接种乙肝灭活疫苗，及时进行母婴阻断。

看懂尿常规报告单

尿液中蛋白、葡萄糖、胆红素及酮体正常情况下为阴性。如果蛋白显示阳性，表明有患妊娠高血压、肾脏疾病的可能。如果酮体显示阳性，表明孕妈妈可能患有妊娠糖尿病或子痫、消化吸收障碍等，需做进一步检查。如果报告单上显示有红细胞和白细胞，则表明有尿路感染的可能，需引起重视。

看懂血常规报告单

血常规化验单数据一：血红蛋白及红细胞

正常浓度范围 110~150 克/升。大于 150 克/升时，孕妈妈有可能出现血液中的含氧量不足或脱水的情况。当血红蛋白和血红细胞同时减少时，孕妈妈有可能出现贫血的现象。

血常规化验单数据二：白细胞

正常值是 $(4~10) \times 10^9/L$。白细胞增多可能会表现为炎性感染、出血、中毒等，但在孕期是不同的，孕期是可以有一定的上升空间。白细胞的减少，常因流感、麻疹等病毒性传染病及药物或放射线所致及某些血液病等。

血常规化验单数据三：血小板

血小板正常值的范围应该为 $PLT(100~300) \times 10^9/L$；低于 $100 \times 10^9/L$，会影响孕妈妈的凝血功能。

看懂 NT 报告单

NT 检查主要是为了早期诊断染色体疾病和多种原因造成的胎儿发育异常。此项检查一般在孕11~14 周做，通过 B 超测定胎儿颈项透明层厚度，厚度小于 3 毫米为正常。如果颈项透明层厚度较厚，则胎儿患唐氏综合征和先天疾病的概率较大，这时还需要进一步做唐氏筛查和羊水穿刺等检查确定。

NT 报告单上的数据比较容易看懂，只需看 NT 值即可。如果 NT 值小于 3 毫米，即为正常。如果 NT 值大于 3 毫米，应该及时找产科医生，询问原因及对策。

报告单上的头臀长 头臀长是从胎儿头部到臀部的长度，NT 报告单上如果测得胎儿颈部透明带厚度大于或等于 3 毫米（或大于等于 2.5 毫米且根据胎儿头臀长推算出的怀孕周数小于 12 周），则建议孕妈妈接受羊水或绒毛穿刺检查，以进行胎儿染色体核型分析。

胎儿头臀长度（CRL）正常值与孕周关系表

简易估计法：孕周 = 头臀长度 +6.5，这些只适用于 6~12 周。

孕周（周）	头臀长度（厘米）	孕周（周）	头臀长度（厘米）
7	1.1	12	4.7
8	1.5	13	5.8
9	2.1	14	7.4
10	2.6	15	8.8
11	3.6	16	9.7

（注：头臀长度一般在 9 周以后才可以测量出）

NT 报告单

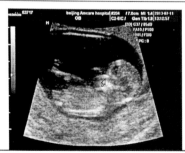
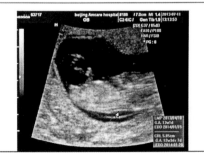

超声所见：

增大子宫内可见胎儿轮廓，NT0.12cm，CRL5.9cm，羊水最大深度 2.8cm，可见胎心胎动，胎心率 136 次/分，胎盘附着于子宫前壁；子宫肌层回声尚均匀。

双附件区：双附件区未见明显异常回声。

即胎儿颈项透明度为 1.2 毫米，属正常，如超过 3 毫米，建议孕妈妈做后续的排畸检查，如唐氏筛查、羊水穿刺或绒毛活检，以进一步确认胎儿异常风险。

胎儿头臀长为 5.9 厘米，可估算孕周在孕 13 周左右。

孕 3 月保健指南

>> 孕期生活细节

孕 3 月是胎宝宝的发育关键期，这时胎宝宝的五官已发育成型，胳膊、腿更加明显，大脑处于发育的高峰，内脏器官组织也已成型，小家伙已经人模人样，孕妈妈要倍加呵护，健康生活，给胎宝宝一个安全舒适的内环境。

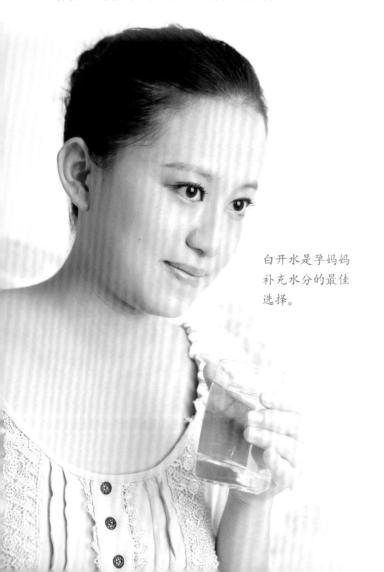

白开水是孕妈妈补充水分的最佳选择。

孕期要多喝水

孕期多喝水，有利于身体通过血液把营养带给胎宝宝，同时带走胎宝宝和孕妈妈自身的代谢物。膀胱感染在怀孕期间是很常见的。多喝水，尿液会保持较稀的浓度，减少感染风险。多喝水还可以改善便秘，并有助于防止痔疮。

>> 健康喝水方法

● **喝水就喝白开水**。新鲜白开水不但无菌，而且水中的氮及一些有害物质也被蒸发掉了，同时还保留了人体必需的营养物质。但不能喝在热水瓶中贮存超过 24 小时的开水。

● **每天 8 杯水**。孕妈妈每天可喝 1~1.5 升水，但不能超过 2 升。每做 1 个小时的轻微运动要多喝 1 杯水。

● **早晨 1 杯新鲜白开水**。早饭前 30 分钟，以小口慢饮的方式喝 200 毫升 25~30℃的新鲜白开水，可以温润胃肠，刺激肠胃蠕动，有利于定时排便，防止痔疮、便秘。

● **不渴也要常喝水**。口渴说明体内水分已经失衡，体内细胞脱水已经到了一定的程度。孕妈妈喝水无需定时，次数不限。

孕妈妈做家务需小心

孕 3 月，孕妈妈可以从事不需要连续蹲起的家务劳动，比如擦、抹家具，扫地、拖地等，但不能登高，也不要搬抬笨重家具。做家务时也不宜用力过猛，尽量避免使用冷水。洗衣服时最好使用洗衣机，即使是手洗也要保持站姿。晾晒衣服时不要向上用力伸腰，可以借助撑衣杆，或找准爸爸帮忙。

减少与高辐射机器打交道

孕妈妈应远离家庭或工作环境中的高辐射机器，如复印机、打印机、微波炉等。大型复印机和打印机工作时，不仅会释放有毒气体，产生臭氧，使孕妈妈头晕，还会产生电磁波，影响胎儿发育。所以孕妈妈要尽量避免与大型复印机、打印机打交道，若因工作需要必须复印或打印，印量较小时，孕妈妈可以自己动手；如果印量较大，孕妈妈最好还是请人帮忙。

孕妈妈要安全出行

整个孕早期的出行都应引起孕妈妈的注意。孕 3 月还没有度过孕早期的危险期，不适合长途旅行，也不宜长时间乘坐交通工具。

孕妈妈不宜骑自行车。骑自行车会使腹部受压，易导致盆腔充血，不利于胎儿发育。而且若路面不平坦，骑车上下颠簸，还会增加子宫震动，不利于胎儿在子宫内的稳定。

孕妈妈乘坐公共交通出门时，最好避开交通高峰，提前出门。孕妈妈乘私家车时，应注意车内清洁、空气流通，注意系安全带时不要勒着肚子。

此外，孕早期孕妈妈在散步时，应远离正在跑跳的孩子，以免孩子冲撞到自己。

孕妈妈开车出行时，车速不宜太快，开车时间也别太长。

>> 保还是不保，听医生的

有很多孕妈妈因为担心会流产或稍有流产征兆，就采取保胎措施，这是不对的。

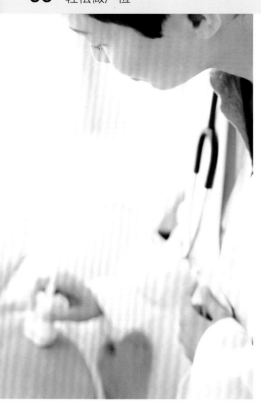

孕早期要注意：有阴道流血、腹痛等症状时，及早去医院检查，以免耽误保胎时机。

阴道流血、腹痛——流产第1信号

流产是指怀孕28周以内，由于某种原因而发生妊娠终止的现象。如果发生在怀孕12周以内称为早期流产，如果发生在12周以后，则称为晚期流产。

流产最主要的信号就是阴道出血和腹痛（主要是因为子宫收缩而引起腹痛），出血的颜色可为鲜红色、粉红色或深褐色，主要根据流量和积聚在阴道内的时间不同而有所变化。

如果孕妈妈发现自己阴道有少量流血，下腹有轻微疼痛、下坠感或者感觉腰酸，可能就是流产的前兆，也是胎宝宝给你传递的"危险信号"，要引起注意，及时治疗。

阴道流血，可以保胎吗

引起孕早期阴道出血的原因很多，如受精卵质量不良、母体黄体功能不足、生殖器官畸形、母体的免疫因素等；也可能是胎宝宝自身的问题，如前置胎盘、宫外孕、葡萄胎等；也可能是外力刺激引起的出血。如果不能明确原因而盲目保胎，后果很严重。如果是中度和重度胚胎发育不良，保胎并不能改变最终流产的结局；而对于胚胎轻度发育不良和一些胚胎本来健康而盲目保胎的，则可能增加胎宝宝畸形的风险。

一旦出现出血症状，千万不要惊慌失措，应当尽快到医院就诊，配合医生进行检查和治疗，阴道出血能否保胎，还需要根据出血原因具体分析，不可自行盲目保胎。

保胎生出的宝宝健康吗

有很多孕妈妈担心经保胎后生出的宝宝会不健康，其实，保胎后生出的宝宝一样很健康。保胎是为胎宝宝提供一个健康的子宫内环境，以利于其生长。引起自然流产的原因主要有染色体异常、夫妻间的免疫因素、黄体功能因素和一些外界因素。按照临床情况看，绝大多数是黄体功能因素导致，环境污染、生活工作压力大等是重要诱因。如果孕妈妈体内黄体酮分泌不足，就好比没有肥沃的土壤，种子便无法生长。合理使用保胎药对胎宝宝的影响较小，保胎的目的就是提供肥沃土壤，孕妈妈不用过于担心。

先兆流产，这样保胎

保胎必须是在胚胎存活的情况下进行。胚胎存活的指征是尿妊娠试验阳性，人绒毛膜促性腺激素阳性，早期 B 超检查有胎芽发育及胎心反射，子宫随妊娠月份增大，孕 12 周后可观察到胎动，羊水平面随妊娠月份增大。要多次连续检查后，最终确定胎宝宝是否存活。

先兆流产的特点是：停经后出现少量的阴道出血，少于月经量，无血块，伴有下腹轻微胀痛或无腹痛，早孕反应仍存在。如果胚胎正常，是适宜保胎的。

保胎怎么吃 为防流产，孕妈妈的营养一定要均衡合理，讲究荤素搭配，粗细结合，饥饱适度，不偏食不挑食。饮食宜清淡，少吃多餐，要特别加强蛋白质、矿物质以及维生素的摄入，保胎期间应避免食用刺激性的东西，如辣椒、咖啡等。

不宜吃	山楂	山楂可加速子宫收缩，导致早产
	木耳	有活血化瘀之功，不利于胚胎的稳固和生长
	杏仁	性热，且有滑胎作用
	薏仁	对子宫肌有兴奋作用，能促使子宫收缩
宜多吃	嫩玉米	含极其丰富的维生素 E，帮助安胎
	菠菜	含丰富的叶酸，防止胎儿神经系统畸形
	核桃	含维生素 E，促进人体激素分泌，预防流产
	鱼	含丰富的 DHA，有益于胎儿大脑发育，降低早产

科学保胎：这样做

1. 生活起居要安全

a. 可适当卧床休息，严禁性生活。

b. 避免重复的阴道检查。

c. 少做下蹲动作，避免颠簸和剧烈运动。

d. 远离有害的化学物质如砷、铅、苯、甲醛以及放射线、噪声及高温等。

2. 心情舒畅，有利安胎

a. 情绪紧张会使体内孕激素水平降低，胎盘发育不良，不利于胚胎发育。

b. 子宫处于高敏感状态，很轻的刺激就会促使子宫收缩，从而诱发流产。

c. 可适当通过听音乐、欣赏画作以放松紧张的情绪。

d. 家人应给予孕妈妈精神鼓励，增强信心。

3. 正确使用保胎药

a. 常用保胎药有黄体酮、维生素 E 以及有固肾安胎作用的中药。

b. 黄体功能不足者可用黄体酮治疗，通过抑制子宫收缩使胎宝宝正常发育。

c. 必须先经医生检查诊断，在医生的指导下服用保胎药保胎，不可滥用。

4. 保胎需要多长时间

a. 轻微的流产先兆，经过休息以及黄体酮等治疗，3~5 天没有症状就可以考虑停止用药。

b. 卵巢功能不足引起的先兆流产，保胎的时间相对较长，需要到孕 12 周以后，胎盘功能逐渐完善起来，才可以考虑逐渐停用保胎药。

c. 宫颈功能不全引起的习惯性流产，要至少保胎到上次流产孕周以后的时间。

保胎 2 周后，如果 B 超发现胚胎发育不良，血 HCG 数值持续不升或下降，表明流产不可避免，应终止怀孕。如若阴道流血停止、腹痛消失，B 超证实胚胎存活，可继续怀孕。

习惯性流产是指自然流产 3 次以上者。

怀孕后为防止再发生流产，可服用维生素 E 和黄体酮深层肌肉注射。

通过第 3 次的产检，孕妈妈对自己及胎宝宝的情况又有了进一步的了解。有的孕妈妈可能被检查出了某些问题，它们关系到未来宝宝的健康，所以心中忧烦不已，不知怎么办才好，下面我们就常见问题帮助孕妈妈解答。

本月孕妈常见疑问与不适

🔥🔥🔥🔥🔥 热点指数

问： *检查出贫血，怎么办？*

答： 随着胎儿的快速生长，孕妈妈血容量平均增加 50%，极容易出现贫血症状；孕早期呕吐、食欲缺乏等也会导致血液中的血红蛋白相对降低；铁、叶酸、维生素等营养物质摄入不足引起血红蛋白不足，也会造成贫血。孕妈妈贫血，不仅会出现产后出血、产褥感染等并发症，而且还会使胎宝宝生长发育迟缓。要根据检查结果，找出是何种原因的贫血，对症治疗。对于缺铁性贫血的孕妈妈可以多吃富含铁质的食物，如动物肝脏、血豆腐等，也可以服用强化铁剂。对于叶酸缺乏性贫血，可以多吃富含叶酸的新鲜蔬果，如莴苣、油菜、葡萄、柑橘等。

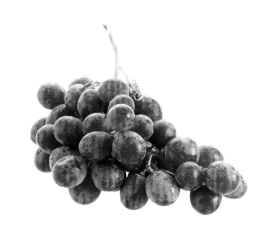

🔥🔥🔥🔥🔥 热点指数

问： *孕早期查出患乙型肝炎怎么办？*

答： 母婴传播是我国乙型肝炎最主要的传播途径。孕妈妈如果查出患有乙肝，为了保证母婴安全，最好到专科医院全面评估病情和传染性，进行孕期保健指导。新生儿在出生后 24 小时内马上进行疫苗和高价免疫球蛋白注射，1 个月和 6 个月后再分别用乙肝疫苗加强注射，至少可以使 90% 以上的婴儿产生对乙型肝炎病毒的免疫。

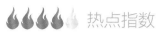 热点指数

问： *体重怎么减轻了？*

答： 通常随着胎儿的增长，孕 3 月的孕妈妈体重会比孕前略有增长，但有的孕妈妈因为早孕反应严重，食欲缺乏，也会出现体重不增反降的情况。遇到这种情况，只要孕妈妈没有出现明显的营养不良症状，就不需要采取特殊措施。待孕妈妈度过这段早孕反应期，胃口渐好时，适当增加营养摄入，体重很快就会补上来。

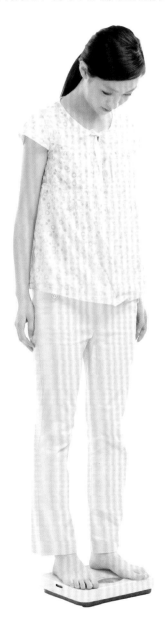

热点指数

问： *检查出葡萄胎，怎么办？*

答： 葡萄胎是指怀孕之后，子宫内没有胎儿生长，只在胎盘内长出一粒粒类似葡萄的水泡，又称为水泡状胎。如果阴道持续或间歇性地见红，还伴有腹痛，这是葡萄胎自然流产的症状。通过 B 超检查，可以明确诊断是否为葡萄胎，一旦确诊，需马上进行刮宫手术。刮宫手术可能会进行一次或多次，以完全清除子宫内的不正常细胞。等完全康复，可以在 2 年后再怀孕。

热点指数

问： *尿频如何应对？*

答： 随着胎儿和子宫的变化，孕 3 月时孕妈妈尿频症状将会出现。这是由于子宫变大，向前压迫了膀胱，导致膀胱容量减少，反射性便意增强。这是生理性的，不需要特殊治疗。不过需要孕妈妈注意的是，有了尿意，尽量不要憋尿，以免造成膀胱感染，加重尿频。

"孕早期，体重有所下降是正常的，孕妈妈不必太过担心。"

一月
Sun Mon Tue Wed Thu Fri Sat

二月
Sun Mon Tue Wed Thu Fri Sat

三月
Sun Mon Tue Wed Thu Fri Sat

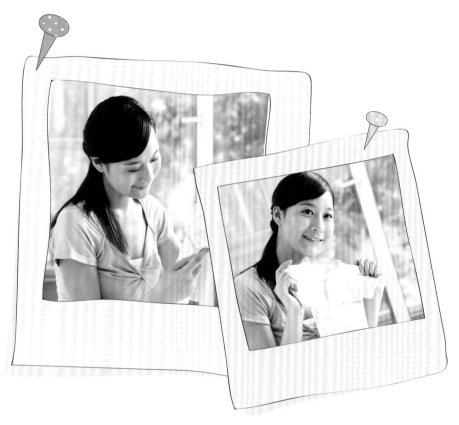

四月
Sun Mon Tue Wed Thu Fri Sat

五月
Sun Mon Tue Wed Thu Fri Sat

六月
Sun Mon Tue Wed Thu Fri Sat

七月

Sun Mon Tue Wed Thu Fri Sat

八月

Sun Mon Tue Wed Thu Fri Sat

九月

Sun Mon Tue Wed Thu Fri Sat

孕 4 月

肚子一点点隆起

　　本月孕妈妈开始显怀了，肚子隆起，成了一个孕味十足的孕妈妈。许多孕妈妈的早孕反应已经消失，胃口大开。孕妈妈将在本月进行常规产检，包括血压、体重、身高、宫高、胎心音、血尿常规等检查。

十月

Sun Mon Tue Wed Thu Fri Sat

十一月

Sun Mon Tue Wed Thu Fri Sat

十二月

Sun Mon Tue Wed Thu Fri Sat

孕 4 月产检全知道

>> 第 4 次产检项目

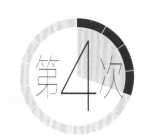

时间	13~16 周
必做项目	唐氏筛查、白带检查、听胎心音、体重、血压、血常规、尿常规等
特殊项目	羊膜腔穿刺术
小贴士	孕早期错过了 NT 检查的孕妈妈，一定要记好唐氏筛查的时间

本月必做的项目

时间	项目	检查目的	标准值
最佳时间 16~18 周	唐氏筛查	筛查患唐氏儿的概率	显示"低危"
每月必查	尿常规	了解肾脏情况	尿蛋白及酮体为阴性
每月必查	血常规	检查有无贫血	正常范围内即可
孕 12 周以后必查	听胎心音	有无胎心，胎心率是否正常	120~160 次 / 分
每月必查	体重	体重超标或过低，都不好	15 周以后每周可增加 0.45 千克
每月必查	血压	是否患有高血压或低血压	110/70~120/80 毫米汞柱

以上产检项目可作为孕妈妈产检参考，具体产检项目和费用以各地医院及医生提供的建议为准。

你可能会做的特殊检查

1. 白带检查。怀孕后激素水平升高，阴道酸碱度改变、新陈代谢旺盛、外阴湿润，有利于真菌生长，所以孕期很容易患阴道炎。到了孕中期随着胎宝宝的长大，阴道炎症更容易发生，一旦出现外阴瘙痒，白带增多，颜色及性状也发生了变化，并且有异味时，宜尽快去医院就诊，做一个白带常规检查，以此来推断是否患有阴道炎、盆腔炎等妇科疾病。

2. 羊膜腔穿刺检查。这是进一步筛查胎儿是否畸形的检查。主要是通过分析羊水中染色体是否正常来判定，准确率 100%，但不是每一位孕妈妈都必须做这项检查，只在唐氏筛查有高危风险或是孕妈妈有其他严重疾病时才会做。建议在孕 16~20 周做，因为此时孕妈妈的羊水中活细胞比例比较高。

做个唐氏筛查，很有必要

一般在孕 14~21 周会进行一次唐氏筛查，即唐氏综合征产前筛选检查的简称。唐氏综合征又称先天性痴呆或智障，这是一种最常见的染色体疾病。一般唐氏筛查是抽取孕妈妈 2 毫升血液，检测血清中甲型胎蛋白（AFP）和人绒毛膜促性腺激素（HCG）的浓度，结合孕妈妈预产期、年龄、体重和采血时的孕周，计算出唐氏儿的危险系数。

唐氏综合征是一种偶发性疾病，每一个孕妈妈都有可能生出唐氏儿，生出唐氏儿的概率也会随着孕妈妈年龄的增长而升高。唐氏儿出生后不仅有严重的智力障碍，而且还伴有多种器官的异常，如先天性心脏病等，生活不能自理，需要家人长期照顾，给家庭造成很大的精神及经济负担，所以，为了优生优育，所有孕妈妈都不宜忽视做该项检查。

如需要，就要做羊膜腔穿刺术

在唐氏综合征产前筛查中，结果显示"高危"的孕妈妈，可能会被建议做羊膜腔穿刺，以确定胎宝宝患唐氏儿的风险。其手术过程为：在超声波的监控下，确定羊水囊的位置，在这里穿刺可避开胎宝宝和胎盘。然后对孕妈妈的腹部皮肤进行消毒并局部麻醉。最后用一根长针经腹部刺入羊膜腔，同时在超声引导下，小心避开胎心，用注射器从子宫中抽出羊水。在实验室里从羊水中分离出胎儿的细胞，进行胎儿的染色体核型分析，从而最终确诊胎儿是否有染色体异常。

>> 一次过产检的小秘密

做唐氏筛查的小秘密

唐氏筛查能有效预防唐氏综合征胎儿出生概率，是孕妈妈必做的产前检查项目。唐氏筛查时需要空腹抽血，前 1 天晚上 10 点以后不要吃东西、喝水了，需要提醒的是有些医院并没有做唐氏筛查的资质，孕妈妈要提前了解。

做白带检查前的准备

孕妈妈在做白带检查前 1 天应避免房事。前 3 天还要避免冲洗阴道，否则会影响检查结果。检查前 1 天可用清水适当清洗一下外阴，并注意饮食，不要吃过多油腻、不易消化的食物，不饮酒，不要吃对肝、肾功能有损害的药物。

不要惧怕羊膜腔穿刺

如果医生建议孕妈妈做羊膜腔穿刺以进一步确认胎儿的健康状况，就需要配合医生，不要一听到"穿刺"就胆战心惊，害怕损伤胎儿。其实羊膜腔穿刺的操作技术已经非常成熟，可以选择大医院由技术精湛的医生来操作。化验结果 15 天左右才出来，孕妈妈可以提前预约检查时间，等待期间心要平和，不要太急躁。

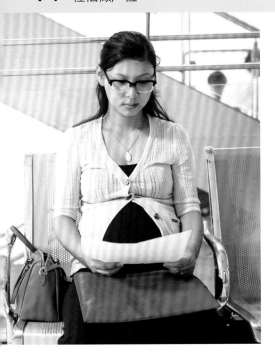

不要盲目揣测产检报告：拿到检查结果后，先找医生看看报告单，有不懂的可咨询一下。

看懂你的白带检查报告单

白带检查主要包括阴道 pH 值、清洁度、微生物检查(真菌、滴虫、淋球菌等项)。

阴道滴虫可引起泌尿系统感染；真菌可在阴道黏膜表面形成白膜，顺产的宝宝接触到白膜，容易引起宝宝患鹅口疮；淋菌能迅速传染给宝宝，令宝宝患淋菌性眼结膜炎，如治疗不及时容易导致失明。此外，孕期如有阴道炎，容易造成胎膜早破，引起早产、流产、胎儿宫内感染。因此，孕妈妈做一个白带检查很有必要。阴道清洁度常用 pH 值来表示，正常时 pH 为 4.5，患有滴虫性或细菌性阴道炎时白带的 pH 值可大于 5 或 6。

看懂你的羊膜腔穿刺报告

羊膜腔穿刺在检测胎儿染色体方面的准确率几乎达到 100%。它的检测项目是胎儿染色体数目，检测方法是荧光原位杂交 (FISH)。正常人的染色体共有 23 对，46 条，如果胎儿的第 21 对，或第 18 对，或第 13 对染色体多了一条，就是一种常见的新生儿染色体异常。

如果报告单上显示未发现 18、13 及 21 三体，或染色体数目和结构未见明显异常，就表明你的胎宝宝是正常的，不用担心。

唐氏筛查检查结果"高危"的孕妈妈会被医生建议做羊膜腔穿刺以进一步确认，不过有以下一种情况，也请考虑在孕 16~20 周做此项检查：35 岁以上大龄孕妈妈；孕妈妈曾经生过缺陷儿；孕妈妈的家族里有出生缺陷史；孕妈妈本人有出生缺陷；准爸爸有出生缺陷。

阴道清洁度判断标准

清洁度	阴道杆菌	球菌	上皮细胞	脓细胞或白细胞
I	++++	-	++++	0~5 个 /HP
II	++	-	++	5~15 个 /HP
III	-	++	-	15~30 个 /HP
IV	-	++++	-	>30 个 /HP

"+"：说明感染了滴虫或真菌，并不说明其感染的严重程度。I～II 为正常，III～IV 为异常，可能有阴道炎。

>> 专家解读你的产检报告

孕妈妈拿到产检报告单如果看不懂，不要担心，听听专家怎么说。

看懂你的唐氏筛查报告单

唐氏筛查是一项排畸检查，但唐氏筛查只能筛检出 60%~70% 的唐氏综合征患儿，只能判断胎宝宝患有唐氏综合征的概率，不能明确胎宝宝是否患上唐氏综合征。如果是高危，可通过进行羊膜腔穿刺或绒毛活检进一步确定。唐氏综合征的发生率随母亲年龄的增长而升高，一般来说，母亲年龄超过 35 岁以上，该患儿的出生率可高达 1/350。高龄孕妈妈不宜忽略此项检查。

报告单上的术语 HCG，即人绒毛膜促性腺激素的浓度，医生会将这些数据连同孕妈妈的年龄、体重及孕周通过计算机测算出胎宝宝患唐氏综合征的危险度。AFP，即甲胎蛋白，由新生的幼稚肝细胞分泌，胎儿的肝细胞没有发育（分化）完全，分泌的甲胎蛋白量很大。正常胎儿羊膜腔中 AFP 值在孕 13 周已达高峰，均值为 26.303 μg/L（26303ng/ml）；孕 19 周下降最快，至足月妊娠时，均值为 1.266 μg/L（1266ng/ml）。羊膜腔 AFP 高于均值，多见于患无脑儿或脊柱裂的胎儿。

看懂 3 个唐氏筛查数据

唐氏筛查检测出的数据包括 AFP、HCG、uE3（游离雌三醇）。

AFP：一般范围为 0.7~2.5MoM

HCG：一般范围为 0.25~2.5MoM

uE3（游离雌三醇）：正常值为 0.5~2.0MoM

唐氏筛查报告单

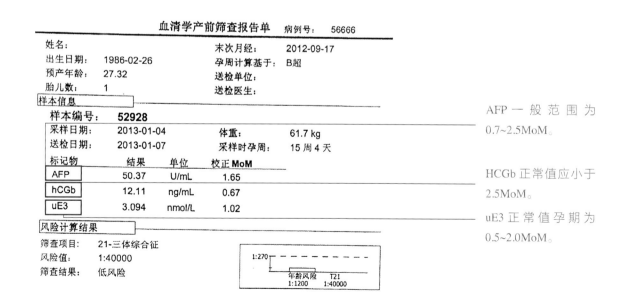

AFP 一般范围为 0.7~2.5MoM。

HCGb 正常值应小于 2.5MoM。

uE3 正常值孕期为 0.5~2.0MoM。

孕 4 月保健指南

>> 孕期生活细节

随着早孕反应逐渐消失，孕妈妈胃口好转，可以多摄入富含营养的食物了，但身体也会出现一些不适，如白带开始增多、腹部有沉重感、尿频依然存在，妊娠斑也越发明显。生活上怎样护理才能缓解这些不适，跟我们一起看看吧。

用清水清洗私处

很多孕妈妈会在孕 4 月发现阴道分泌物增加了，这是体内孕激素持续旺盛分泌导致的，是正常现象，孕妈妈不必惊慌。随着糖原的增加和多种激素的影响，孕妈妈可能还会出现外阴瘙痒及灼热症状，此时使用清水清洗外阴，可缓解症状。孕妈妈需要注意，激素和糖原的影响会使孕妈妈患上各种阴道炎，所以除非是医生特别建议，孕妈妈最好不要用药物或冲洗液清洗外阴和阴道。

早餐 1 杯牛奶、几片面包，配上点水果，令孕妈妈精力充沛一整天。

轻松应对便秘

孕 4 月，增大的子宫向后压迫直肠，就会引起或加重便秘。孕妈妈不用发愁，日常生活中可以通过饮食、运动来缓解。喝足够量的水，每天 6~8 杯，如果你不喜欢喝白开水，也可以用新鲜的果汁、蔬菜汁代替。多吃富含膳食纤维的食物，谷物、水果和蔬菜中的膳食纤维可以加速胃肠蠕动。多运动，试着散步或游泳，可以促进肠道蠕动。一有便意马上如厕，及时应答身体的信号不至于让你的肠道越来越懒。

餐次安排要合理

进入孕 4 月，孕妈妈恶心、食欲缺乏的情况大大缓解，胃口大开，此时可以抓住时机增加各种营养摄入，补回前期营养损失。但随着胎宝宝的生长，孕妈妈胃部受到挤压，容量减少，适宜少吃多餐，可将全天所需食物分五六餐进食。热能的分配上，早餐的热能占全天总热能的 30%，要吃得好；中餐的热能占全天总热能的 40%，要吃得饱；晚餐的热能占全天总热能的 30%，要吃得少。如果饿了可在正餐之间安排加餐，可选择一些健康的零食如核桃仁、红枣等。

现在补钙很重要

现在孕妈妈必须加强补钙了，因为胎宝宝通过胎盘从孕妈妈体内获得钙，而这个月胎宝宝开始形成骨骼、牙齿、五官和四肢，大脑也开始形成和发育，对钙质的摄取极为迫切。怀孕期间每天需要 1200 毫克的钙质。孕妈妈可多吃含钙较多且易吸收的食物，如鱼、虾、牛奶、芝麻酱、鸡蛋、豆腐、海带等。其中，乳制品里含有大量的钙，孕妈妈每天喝 2 杯牛奶，就能获得足够的钙质，同时要多晒太阳，以促进钙的吸收。

口腔护理这样做

怀孕期间，由于内分泌的改变和雌激素需求的增加，孕妈妈的牙龈多有充血或出血，同时由于饮食结构不当，孕妈妈有可能会出现牙周炎。还有些孕妈妈口腔常出现个别牙或者全口牙肿胀、牙龈充血及牙龈明显增生等口腔问题，孕妈妈在孕期若出现口腔问题先不要拔牙，应咨询口腔科医生再做处理。

为缓解口腔问题，平时要注意口腔卫生，养成每日早晚刷牙，饭后漱口的好习惯；每天按摩牙龈 3 次，以增强局部血液循环；维生素 C 是维护牙龈健康的重要营养素，严重缺乏的人牙龈会变得脆弱，孕妈妈可多吃富含维生素 C 的食物，如西蓝花、西红柿、木瓜、草莓、柑橘类水果等。

乳头扁平或内陷这样护理

为了宝宝出生后能正常哺乳，孕妈妈宜从孕 4 月开始进行乳房护理，尤其是有乳头扁平或内陷的孕妈妈。

孕妈妈应每天坚持清洁乳房。正确清洁乳房的方法是，用温水擦洗，涂抹植物油，待乳头上的积垢软化后，清水清洁，最后用毛巾擦干。

做完了乳房的清洁，就可以进行乳房护理了。孕妈妈可在洗澡的时候，用湿毛巾擦洗乳头后，再用手轻轻提拉、牵拉、捻转乳头，一直坚持到分娩。

孕妈妈也可以在每天早上起床和晚上睡觉前，分别用手由乳房周围向乳头旋转按摩 5~10 分钟，至乳房皮肤微红时止，最后再提拉乳头 5~10 次。如果有早产史、流产史或乳房护理时出现宫缩，应避免做此项乳房护理。

孕妈妈宜养成早晚刷牙的习惯，饭后要及时漱口，以防食物残渣损伤牙齿。

>> 不忘保养，孕妈一样漂亮

都说十个孕妇中有九个是丑的，其实，也不是说女人一怀孕就变丑，更多的是孕妈妈疏于打理。为了让自己不失漂亮、美丽，孕妈妈在关心胎宝宝的同时，也不能忘记自身皮肤和身体的保养和护理，这样会让孕妈妈更加自信。

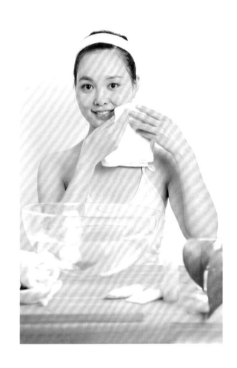

妊娠斑的预防

孕期由于激素水平改变，加上一些孕妈妈停用了防晒护肤品，在接触紫外线后就容易出现色斑。尤其在怀孕中后期，孕妈妈皮肤变得敏感，对紫外线抵抗力减弱，皮肤容易晒黑，面部出现黄褐斑，额头和双颊出现蜘蛛斑。所以，孕妈有必要采取一些保护措施，来赶走各种色斑。

专家建议无论是任何季节，孕妈妈出门时都要做好防晒措施，打把遮阳伞、带上宽檐的帽子或者戴副太阳镜，这种"物理防晒"最简单安全，而且还能增加时尚感。此外，孕妈妈也可以适当选择一些安全性能高、无香精香料成分的防晒霜，出门前15分钟涂抹，但晚上回家时一定要记得清洗干净。维生素C可以抗氧化，能减轻或阻止妊娠斑出现，孕妈妈可适量多吃富含维生素C的食物，如猕猴桃、草莓、西蓝花、白菜等。

皮肤滋润不可少

由于孕激素的关系，不少孕妈妈皮肤失去了以前的柔滑，略显粗糙，甚至会很干燥，有些区域甚至会出现脱皮现象，建议皮肤干燥的孕妈妈试试下面的方法来改善皮肤状况。

1. 孕妈妈不要频繁地洗脸，因为皂碱会将皮肤上的天然油脂洗净，最好改用婴儿皂、甘油皂洗脸。

2. 需使用能给皮肤增加水分的护肤品，涂抹在干燥处并轻轻地加以按摩。

3. 沐浴时尽可能少用普通肥皂，可使用不含皂质、pH值属中性的沐浴露或婴儿香皂。沐浴后，最好在全身涂抹润肤油。

4. 要特别注意饮食营养平衡，增加镁、钙等矿物质的摄取，如肉类、鱼、蛋，还要增加必要的脂肪酸和维生素，如绿色蔬菜、水果、坚果、谷物、牛奶、鱼油、豆类等；减少咖啡、酒、茶的摄取，并注意多喝水。

正确护理头发

孕妈妈的皮肤十分敏感，为了防止刺激头皮影响到胎宝宝，孕妈妈要选择适合自己发质且性质比较温和的洗发水。一般来说，怀孕前用什么品牌的洗发水，如果发质没有因为雌激素的改变而发生太大的改变，最好继续延用。如果突然换用以前从未使用过的品牌，皮肤可能会不适应，容易导致过敏。有些孕妈妈在怀孕时头发会变得又干又脆，这是因为头发缺乏蛋白质，如果使用能给头发补充蛋白质营养的洗发水和护发素，情况会得到改善。孕妈妈千万不可染发，染发剂会对胎宝宝带来不利影响。

开始预防妊娠纹

进入孕中期，胎儿和子宫变大，孕妈妈的体重也不断增加，孕妈妈皮肤的代谢速度无法跟上子宫增长速度，皮肤的弹性纤维和胶原纤维超过弹性限度的伸长，纤维发生断裂，妊娠纹就出现了。若孕 4 月没有出现，到了孕 5 月，最晚到孕 6 月，纵横交错的妊娠纹就会出现在大多数孕妈妈的乳房、腹部、臀部、大腿。

妊娠纹一旦形成，几乎是不可能完全修复的。所以早干预是减少或预防妊娠纹的主要手段，而在孕 4 月早期进行防护，对防止妊娠纹形成还不算晚。

预防妊娠纹的营养素	食物来源
膳食纤维	红薯、茄子、蘑菇和豌豆、扁豆、青豆等豆类食物，以及梨、无花果、苹果等水果
维生素 C	柑橘、南瓜、黄瓜、柚子、橙子、鲜枣、柠檬、西红柿、猕猴桃、石榴、草莓等
胶原蛋白	银耳、肉皮、蹄筋、鱼皮、软骨、鸡翅、鸡爪等

〉〉**预防**妊娠纹的方法

● **控制体重增长过快**。孕期内，控制体重增长过快能减缓妊娠纹产生。

● **增加皮肤弹性**。妊娠纹主要是因为皮肤弹性纤维和胶原纤维断裂引起的，而生活中通过使用妊娠纹防护产品，或增加摄入胶原蛋白食物，可缓解妊娠纹。

● **适当按摩**。从怀孕起，孕妈妈可以坚持按摩那些容易堆积脂肪、产生妊娠纹的部位，以保持这些部位皮肤的血流顺畅，减轻妊娠纹的产生。

● **使用托腹带**。托腹带可减少腹部承担的重力，减轻皮肤过度地延展拉扯，有助于减缓妊娠纹产生。

● **吃富含膳食纤维和胶原蛋白的食物**。膳食纤维和维生素 C 能增加细胞膜的通透性，而胶原蛋白增加皮肤弹性，可减轻或防止妊娠纹的产生。

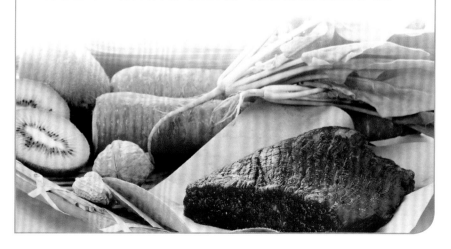

进入孕 4 月，由于激素变化的影响，孕妈妈可能会出现白带增多、外阴瘙痒等不适，随着食欲的增加，还易出现口腔问题，令孕妈妈担心不已，下面，一起来听听专家怎么说。

本月孕妈常见疑问与不适

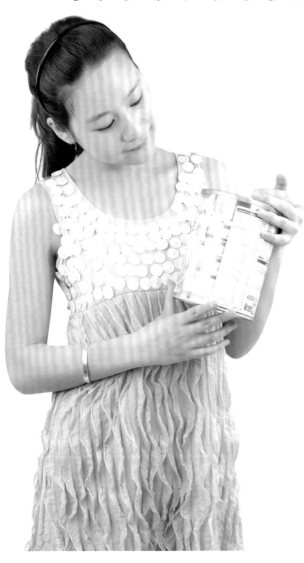

🔥🔥🔥🔥🔥 热点指数

问： *到底有没有必要喝孕妇奶粉？*

答： 怀孕以后，孕妈妈的身体和心理要经受一场考验，充足的营养对于孕妈妈来说非常重要。充足营养的前提就是食物多样化，因为任何单一的一种或几种食物都不能满足全面的营养需求，如果孕妈妈不能做到保持合理平衡的膳食结构，有些营养素如维生素 D、维生素 B_{12} 等可能会摄入不足。这时，最好喝些孕妇奶粉，可补充多种营养。

🔥🔥🔥🔥⚪ 热点指数

问： *内诊出血要紧吗？*

答： 如果内诊时少量出血，可能是宫颈有炎症引起的。这没有太大的问题，不会伤到胎宝宝，不要太紧张，多注意清洁即可。

🔥🔥🔥🔥⚪ 热点指数

问： *排不净尿怎么办？*

答： 随着子宫逐渐增大，孕妈妈的膀胱、直肠受到压迫，会出现排尿间隔缩短、排尿次数增加、总有排不净尿的感觉。这是生理现象，并不是疾病引起的，孕妈妈可以放心。不过，孕妈妈不要因为总想去厕所就刻意不喝水或憋尿，以免造成尿路感染。

🔥🔥🔥🔥🔥 热点指数

问： *做羊膜腔穿刺有风险吗？*

答： 虽然危险性较小，但还是存在风险，包括胎儿、胎盘或脐带的伤害或感染，可能导致流产或早产。孕妈妈需要做羊膜腔穿刺检查时，应到条件相对较好的大医院进行。严格掌握适应证，并且配合超声波检查，由有经验的医生操作，这些都是很有必要的。另外，孕妈妈如果没有必要的话，可以不用做这项检查。

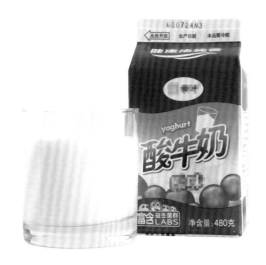

"喝点含益生菌的酸奶，帮助消化的同时，可缓解腹泻症状。"

🔥🔥🔥🔥⚪ 热点指数

问： *腹泻了怎么办？*

答： 孕期腹泻不必太担心，由于孕激素的关系，孕妈妈容易腹泻，只要没有器质性的病变就不用担心。饮食上减少油脂和蛋白质的摄入，喝一点含有益生菌的酸奶可以帮助正常消化。

🔥🔥🔥🔥🔥 热点指数

问： *得了流感怎么办？*

答： 怀孕得了流感最担心的就是吃药问题，其实如果没有并发症，无需特殊处理，只要多休息、多喝水，食疗解决就可以了。如果有高热、烦躁等症状的要马上去看医生，在医生指导下采取相应措施对症处理。为预防流感，在流感期间，尽量不去公共场所，如超市、商场等。如果家里有人得了流感，马上采取隔离措施，并注意屋内消毒，可以把醋加热消毒。

一月

Sun Mon Tue Wed Thu Fri Sat

二月

Sun Mon Tue Wed Thu Fri Sat

三月

Sun Mon Tue Wed Thu Fri Sat

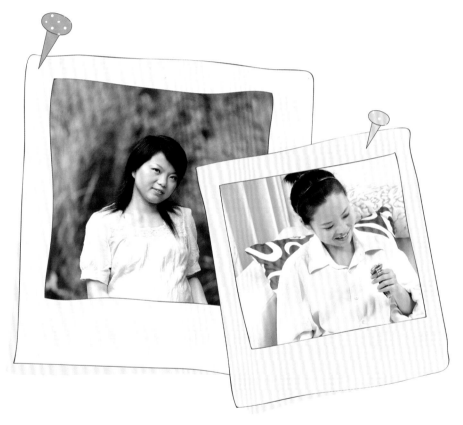

四月

Sun Mon Tue Wed Thu Fri Sat

五月

Sun Mon Tue Wed Thu Fri Sat

六月

Sun Mon Tue Wed Thu Fri Sat

七月
Sun Mon Tue Wed Thu Fri Sat

八月
Sun Mon Tue Wed Thu Fri Sat

九月
Sun Mon Tue Wed Thu Fri Sat

孕5月

有了让人惊喜的胎动

孕 5 月胎宝宝长得很快，身长为 18~27 厘米，体重 250~300 克，小手小脚已能做些微小的动作，可在羊水内改变身体姿势玩耍，此时孕妈妈开始能够感受到胎动了。

十月
Sun Mon Tue Wed Thu Fri Sat

十一月
Sun Mon Tue Wed Thu Fri Sat

十二月
Sun Mon Tue Wed Thu Fri Sat

孕 5 月产检全知道

>> 第 5 次产检项目

第5次

时间	17~20 周
必做项目	大排畸检查、宫高腹围、体重、血压、血常规、尿常规、听胎心音、自测胎动
特殊项目	甲胎蛋白
小贴士	准爸爸陪孕妈妈做产检，既增加了孕妈妈的信心，又可以通过彩超看到胎宝宝的小模样

本月必做的项目

时间	项目	检查目的	标准值
孕 20~24 周	大排畸检查	筛查胎宝宝体表及器官组织有无异常	羊水指数、脊柱等均正常
孕 20 周以后每月必查	宫高腹围	了解胎宝宝的大小及增长情况	宫高正常值：18（15.3~21.4）厘米 腹围正常值：82（76~89）厘米
孕 5 月以后每月必查	胎动	了解胎宝宝情况	12 小时胎动在 30 次以上，胎宝宝情况良好
每月必查	尿常规	了解肾脏情况	尿蛋白及酮体为阴性
每月必查	血常规	检查有无贫血	正常范围内即可
孕 12 周以后每月必查	听胎心音	有无胎心，胎心速率是否正常	120~160 次 / 分
每月必查	体重	体重超标或过低都不好	15 周以后每周可增加 0.45 千克
每月必查	血压	是否患有高血压或低血压	110/70~120/80 毫米汞柱

以上产检项目可作为孕妈妈产检参考，具体产检项目和费用以各地医院及医生提供的建议为准。

你可能会做的特殊检查

甲胎蛋白：在孕期会随着怀孕时间而呈现不同幅度的升高，但在不同时期有其正常的范围，超出正常范围，应及时去医院诊治。因为当胎宝宝出现先天性开放性神经管缺损、脊柱裂、无脑儿等时，或孕妈妈患有急慢性肝炎等疾病时甲胎蛋白会严重升高，因此，了解并掌握孕妈妈甲胎蛋白的正常值，对观测胎宝宝有无异常、降低胎儿畸形的发生率、确保母婴的健康都非常重要。

至关重要的大排畸检查

20~24 周，孕妈妈会做一次大排畸检查，主要是为了了解胎宝宝的发育情况有无异常。此时羊水相对较多，胎宝宝大小比例适中，在子宫内有较大的活动空间。此时进行超声波检查，能清晰地看到胎宝宝各个器官。此时是早期发现并及时终止严重异常胎儿的最佳时间。它可以诊断出严重的开放性脊柱裂、内脏外翻、唇腭裂等畸形。

排畸为三维或四维彩超排畸，看得清晰又精准。三维彩超是立体动态显示的彩色多普勒超生诊断仪，可以进行胎宝宝面部表情的动态成像。四维彩超不仅具有三维彩超的所有功能，而且在此基础上加了时间维度，能够呈现胎宝宝的动态活动图像，即能够录制成动态视频。

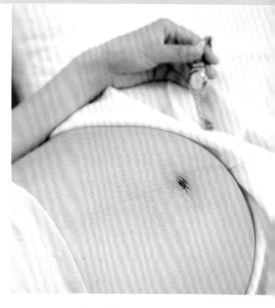

测胎动的最佳时机：上午 8-12 点，晚上 8 点左右是测胎动的最佳时机。

>> 一次过产检的小秘密

做彩超前的注意事项

做大排畸检查之前，孕妈妈需要注意的是，检查前不需要空腹，快到你的时候，排空尿液即可。检查前，孕妈妈要保持愉悦的心情，不然会影响胎宝宝面部表情的呈现。如果胎宝宝的体位不对，无法看清面部和其他部位，可以出去走走再回来继续照。

测量宫高、腹围前别紧张

测量腹围时是取立位，测量宫高一般是仰躺并排空尿液，这 2 项检查都没有疼痛感，孕妈妈不必紧张，保持平稳的呼吸即可。

测量胎动注意时间点

胎动是有一定规律的，它标志着胎宝宝在子宫内睡觉和苏醒的转换。一般在上午 8-12 点比较均匀，下午 2-3 点最少，以后逐渐增多，晚上 8-11 点又增至最高，如果测量时胎宝宝正好睡着了，可以抚摸腹部，把胎宝宝唤醒，也可以吃些小蛋糕之类的，这样宝宝会容易动一动。

准爸爸的参与很重要

许多准爸爸不愿意陪检，主要是因为大部分时候是在候诊室等待，比较无聊。其实，现在很多医院，准爸爸都有机会参与孕妈妈的产检，有可能会一起听到胎宝宝的心跳，也有机会参与胎宝宝的超生波检查，有机会看到胎宝宝的运动、翻身，这将会给准爸爸留下深刻的印象。许多孕妈妈回忆说，做 B 超时，准爸爸在旁边看，医生会告诉准爸爸这是宝宝的手，那是宝宝的脚，准爸爸眼里流露出的是幸福。同时，准爸爸能及时帮孕妈妈解决问题，做出决定。

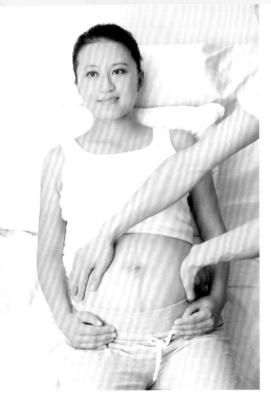

做产检时要耐心：大排畸检查时间通常在15~20分钟，是一次非常重要的检查。

大排畸检查，能检查出什么

大排畸检查最好在孕20~24周做，这个时候，胎宝宝在子宫内的活动空间较大，图像显影比较清晰。太早做彩超，影响医生的诊断；太晚的话，胎宝宝太大，在子宫内的活动空间变小，检查时不能看到胎宝宝的全部情况，且羊水较多，对成像也会有影响。

>> 专家解读你的产检报告

本月产检，孕妈妈可以更加仔细地了解胎宝宝的发育状况，一起来看看怎么看懂报告单吧。

大排畸检查能够清楚地显示胎宝宝各脏器的情况，查看胎宝宝头、四肢、脊柱等是否有畸形，了解胎宝宝的生长发育情况。一般来说，大排畸检查能查出大的畸形，像先天性心脏病、唇腭裂、水肿胎、多指（趾）、脊柱裂等畸形可以检查出来。

看懂彩超报告单上的术语

1. 胎头。轮廓完整为正常，缺损、变形为异常，脑中线无移位和无脑积水为正常。BPD代表胎头双顶径，怀孕到足月时应达到9.3厘米或以上。孕8个月以后，平均每周增长约0.2厘米为正常。

2. 胎动。有、强为正常，无、弱可能胎宝宝在睡眠中，也可能为异常，需综合判断。

3. 股骨长度。是胎宝宝大腿骨的长度，正常值与相应的怀孕月份的BPD值差2~3厘米。

4. 羊水。羊水深度在3~7厘米之间为正常，小于3厘米或大于7厘米则意味着羊水减少或羊水增多。

5. 胎盘。B超单上的位置表明胎盘位于子宫壁的哪个方位，其正常厚度为2.5~5厘米，I级为胎盘成熟的早期，II级表示胎盘接近成熟，III级提示胎盘已经成熟。

6. 脊柱。胎儿脊柱连续为正常，缺损为异常，预示着脊柱可能畸形。

7. FL/AC。即股骨长/胸围，以此比率来观察胎儿腹部的发育情况，正常比率应在20%~24%。

8. FL/BPD。即股骨长/双顶径，参考值在60%-85%。

9. HC/AC。即头围/胸围，一般大于1。

了解你的宫高腹围

　　宫高和腹围的增长是有一定规律和标准的，每次产检都要测量宫高及腹围以估计胎宝宝的发育情况。一般从怀孕 20 周开始，每 4 周测量 1 次；怀孕 28~36 周每 2 周测量 1 次；怀孕 37 周后每周测量 1 次。孕妈妈也可以自己测量，结果可以参照下图，以观察胎宝宝发育与孕周是否相符。如果连续 2 周宫高没有变化，孕妈妈需去医院检查确定原因。

测量的方法

宫高的测量：用卷尺测量孕妈妈从下腹耻骨联合处至子宫底间的长度为宫高。

腹围的测量：用卷尺测量孕妈妈平脐部环腰腹部的长度即可得到。

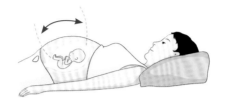

宫高的测量：从下腹耻骨联合处至子宫底间的长度为宫高。

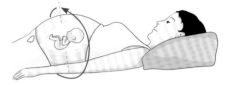

腹围的测量：通过测量平脐部环腰腹部的长度即可得到。

宫高曲线图

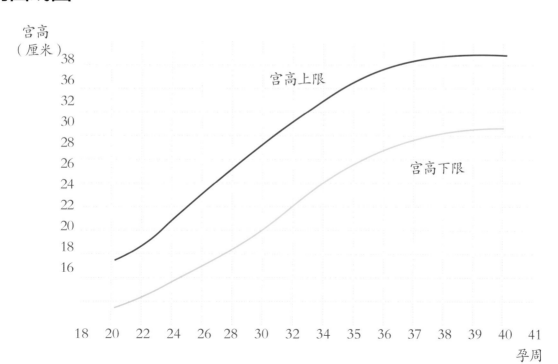

孕5月保健指南

>> 孕期生活细节

随着胎宝宝的快速发育，孕妈妈应继续均衡营养，合理膳食，以满足胎宝宝发育的需要；日益增大的肚子除了更显孕味，也给身体带来了某些不适，有时会觉得行动有些不方便，生活中留心以下小细节，孕妈妈胎宝宝都舒服。

是时候穿出时尚"孕"味了

孕5月，孕妈妈的肚子隆起得非常明显了，适宜穿孕妇装，只要选对了款式，再加上合理的搭配，你完全可以变成一个时尚而又孕味十足的孕妈妈。

孕妇装色彩以柔和、小清新为主，宜选择粉色、橙色、淡黄色、浅紫色、苹果绿色等。

背带裤：面料舒适、穿着方便、腹部宽松、好搭配，适合任何月龄，所以必备一两条。

裙子：A字裙、背带裙或连衣裙，纯棉的、丝绸的都可以。那种宽松的公主裙款式连衣裙，别具女人味，必备两三条。

松紧裤：质地纯棉的居多，或者棉麻的，松紧裤的腰可以随着月份的增大而调节，非常方便，必备三四条。

孕5月可以去旅行

孕中期，孕妈妈和胎宝宝都进入了相对稳定期。孕妈妈的早孕反应已经消失，腹部的隆起虽然对孕妈妈行动有些影响，但还没有到非常不便的地步，无论是乘坐飞机，还是坐车都没什么问题，此时是孕妈妈最适宜出门旅行的时期。

孕妈妈容易疲劳，所以在旅行前应做好计划，尽量避开人多、嘈杂的地方，旅途也不宜太长，最好选择车程较近的，有青山绿水、新鲜空气的地方。

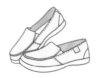
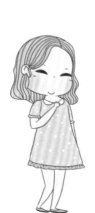
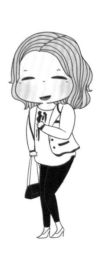
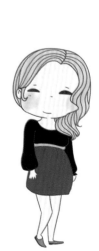

>> **旅行**注意事项

- **衣物**。携带衣物应以穿脱方便的保暖衣物为主，并根据目的地天气情况携带帽子、围巾等。

- **旅行地**。尽量选择卫生条件好，交通也方便的旅行目的地。

- **饮食**。在旅行地不要吃不熟悉的食物，也应避免进食生冷、不干净的食物。

- **乘坐工具**。不要搭坐快艇或摩托车等刺激性交通工具。

- **休息**。旅游时不要太费体力，要量力而行，若感觉疲劳则稍事休息。

- **不适**。旅途中若有身体不适，如腹痛、下体出血、腹胀等，应立即就医。

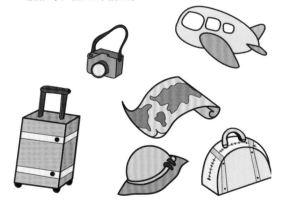

这样做可缓解坐骨神经痛

孕中期，孕妈妈腹部隆起，背部压力增加，挤压坐骨神经，会使腰部以下到腿的位置产生强烈的刺痛。出现此症状，孕妈妈可以这样做：

不要以同一种姿势站着或坐着超过半小时。白天别走太多的路，每次步行路程都应控制在 30 分钟以内。坐时，将椅子调到舒服的高度，并在腰部、背部放舒适的靠垫。适当做熟悉的腰部拉伸动作，缓解腰背部肌肉的紧张。采用舒服的睡姿。睡前用热水袋、热毛巾热敷腰背部，可减轻疼痛。

孕妈妈要预防营养过剩

有些孕妈妈吃得多，锻炼少，认为这样有利于胎宝宝发育和分娩。其实这样易使胎宝宝过大，不利于分娩。如果营养过剩，易导致孕妈妈血压偏高和血糖异常。如果孕妈妈过胖，生产后还易造成哺乳困难，不能及时给宝宝喂奶，乳腺管易堵塞，极易引发急性乳腺炎。

孕 5 月适宜做的运动

常做大腿肌肉伸缩的运动，可减轻小腿和脚的疲劳、麻痹和抽筋。运动时先仰卧，一腿伸直一腿稍屈，伸直的腿利用脚趾的收缩紧缩大腿、臀部和肛门的肌肉，然后放松。两腿交替练习，每日反复 10 次。坚持做可达到缓解疲劳和抽筋的目的。

和胎宝宝一起做操。同胎宝宝沟通，能促使胎宝宝智力发育。在母体中进行过体操锻炼的胎儿，肌肉活动能力比较强。给胎宝宝做体操的具体方法如下：孕妈妈躺在床上，全身放松。在腹部松弛的情况下用双手捧住胎宝宝，轻轻抚摸，然后用一个手指轻轻一压再放松，这时胎宝宝便会做出一些反应。

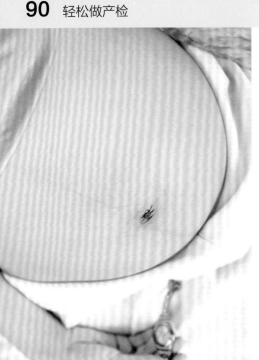

自测 1 天的胎动次数：早中晚各测 1 次胎动，所得总数乘以 4，即为每天的胎动次数。

胎动是什么感觉

胎动的感觉有许多种：伸手、踢腿、扭动、翻滚、肚子一跳一跳的、冒泡泡、像鱼在游泳、像虾在跳……胎宝宝在肚子里的动作千变万化，所以每个孕妈妈的胎动感觉会有所不同。在不同的孕周，胎动感受也会有所变化。

孕 16~20 周：这个时候胎宝宝运动量不是很大，孕妈妈通常觉得这个时候的胎动像鱼在游泳，或是"咕噜咕噜"吐泡泡。

孕 21~35 周：此时胎宝宝活泼好动，孕妈妈能感觉到拳打脚踢、翻滚等各种大动作，甚至还可以看到肚皮上突出的小手小脚。

孕 36 周至分娩：此时胎宝宝几乎撑满整个子宫，胎动没以前频繁。

自己数胎动的方法

方法 1：累计每天的胎动次数。这是最简单的计算方法，你可以做一个简单的表格，每天早上 8 点开始记录，每感觉到 1 次胎动，就在表格里做个记号，累计 10 次后，就说明胎宝宝一切正常。如果从早 8 点到晚 8 点，胎动次数都没有达到 10 次的话，建议你尽快去医院检查。

方法 2：计算固定时间内的胎动次数。孕妈妈每天测试 3 小时的胎动。如分别在早、中、晚各进行 1 次。将所测得的胎动总数乘以 4，作为每天 12 小时的胎动记录。正常明显的胎动每小时应不少于 3 次，12 小时胎动数为 30~40 次，多者达 100 次以上，都是胎宝宝情况良好的表现。如果每小时少于 3 次，则要把测量的时间延长至 4~6 小时。

方法 3：晚饭后测量。胎宝宝一般在晚上更加活跃。孕妈妈在晚饭后 7-11 点，测量宝宝的胎动次数，看看出现 10 次胎动所需要的时间。如果超过 3 小时，胎动的次数达不到 10 次的话，就需要尽快去医院检查。

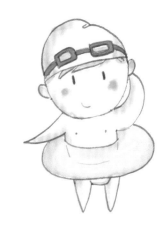

胎动过多过少都要警惕

胎动是胎宝宝健康状况的晴雨表,胎动次数过少预示着胎宝宝宫内缺氧,表明胎宝宝有危险;胎动次数过多,也是胎宝宝早期缺氧在子宫内挣扎的信号。孕妈妈若能及时发现胎动的异常,尽快到医院诊治,往往可以使胎宝宝转危为安。

需注意的是,胎动会受到许多因素的影响,如怀孕月份、羊水多少、测定时间、孕妈妈情绪以及用药等,只要胎动规律,变化不大,就算正常。

胎动计数表 孕妈妈每个孕周填一张这样的表格,可以轻松地记录胎宝宝的胎动。每天早、中、晚各选一个时间段,数 1 个小时的胎动。将 3 个小时的胎动数相加后总数乘以 4 就是 12 小时的胎动数。正常情况下,1 个小时胎动数不少于 3,12 小时的胎动数要大于 12 次,如果 12 小时胎动数少于 10 次,属于胎动减少,应该仔细查找原因,必要时到医院进行胎心监护。数胎动时要采用左侧卧位或坐位的姿势,环境要安静,思想要集中,心情要平静,以确保测量的数据准确。

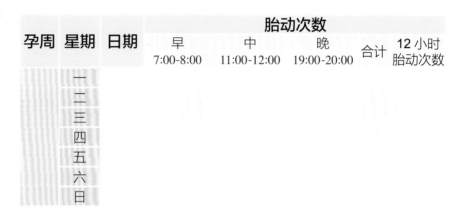

孕周	星期	日期	胎动次数			合计	12 小时胎动次数
			早 7:00-8:00	中 11:00-12:00	晚 19:00-20:00		
	一						
	二						
	三						
	四						
	五						
	六						
	日						

胎动异常, 孕妈怎么办

胎动是胎宝宝健康状况的一个重要参考指标,孕妈妈要坚持数胎动,一旦胎动异常,要引起重视。那么,如果胎动异常,孕妈妈应该怎么办呢?

1. 胎动突然减少

a. 原因:孕妈妈如果患感染性疾病或是流感引起的发热,可致胎盘、子宫的血流量减少,胎宝宝变得安静。

b. 措施:要注意休息,避免感冒。有流行性疾病发生时,避免去人多的地方。每天保持室内的空气流通。多喝水、多吃新鲜的蔬菜和水果,增强抵抗力。

2. 胎动突然加快

a. 原因:可能是孕妈妈受到外伤引起的。

b. 措施:孕妈妈应少去人多的地方,以免被撞到;减少大运动量的活动。

3. 胎动突然加剧,随后慢慢减少

a. 原因:缺氧、受到外界刺激。高血压、受到外界撞击,以及外界噪音的刺激都会使胎宝宝做出类似的反应。

b. 措施:有高血压的孕妈妈要定时去医院做检查,并依据医生的建议安排日常的生活起居;不到嘈杂的环境中去,防止外力冲撞和刺激;保持良好的心态,放松心情,控制情绪。

4. 急促的胎动后突然停止

a. 原因:可能是脐带绕颈或打结。好动的胎宝宝已经可以在羊水中自由地运动,甚至翻身打滚,一不小心就会被卡住,而出现脐带绕颈或打结。

b. 措施:这种情况可能会使脐带血液无法流通,导致胎宝宝缺氧甚至有生命危险,建议孕妈妈立即去医院监测胎心,配合医生诊治。

进入孕 5 月，孕妈妈又有了新的变化，日益增大的肚子可能会让睡眠不再那么完美，有的孕妈妈手脚甚至出现了水肿等，该怎样应对这些不适？对于产检结果孕妈妈又有哪些疑问，我们一起来看看吧。

本月孕妈常见疑问与不适

🔥🔥🔥🔥 热点指数

问： *检查出胎盘前置怎么办？*

答： 正常怀孕时的胎盘，一般附着在子宫的前壁、后壁或侧壁。前置胎盘，是指胎盘的位置距宫颈内口较近，容易导致无痛性出血，影响胎儿发育。如在孕中期 B 超提示胎盘前置，暂时不必惊慌，有一部分可能随孕周增加，子宫下段形成，胎盘受牵拉上移，并不是真正的前置胎盘；如果孕 28 周检查仍为前置，要警惕，一旦出现阴道流血，立即就医。前置胎盘的孕妈妈平时要注意：避免搬重物，不要太劳累，不过度运动；注意胎动，每日留意胎动是否正常，如果觉得胎动明显减少时，需尽快就诊检查。

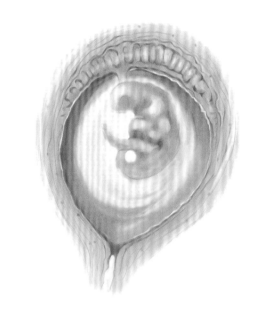

🔥🔥🔥🔥 热点指数

问： *头晕眼花是怎么回事？*

答： 孕中期，导致孕妈妈出现头晕眼花的原因很多，血容量中血浆增加，血液被稀释，出现生理性贫血，导致头晕眼花；血容量增加引起孕妈妈血压升高，造成头晕眼花；早孕反应严重，并持续到孕中期的孕妈妈，可能会因营养供应不足，引发血糖低，导致头晕眼花。孕妈妈若出现头晕眼花，应根据原因采取相应措施。

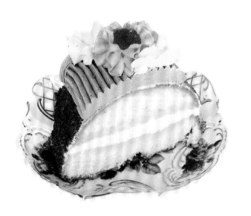

🔥🔥🔥🔥🔥 热点指数

问： *水肿了怎么办？*

答： 消除水肿最好的方法莫过于静养。研究表明，人在静养时心脏、肝脏、肾脏等负担会减少，水肿自然会减轻或消失。为了消除水肿，必须保证血液循环畅通、气息顺畅。为了做到这两点，除了安心静养外，还要注意保暖；在日常生活中要尽量控制盐分的摄取，每日摄取量在 6 克以下；可以采取左侧卧睡眠。

🔥🔥🔥🔥🔥 热点指数

问： *测得腹围与标准值有出入要紧吗？*

答： 不少孕妈妈自己在家量腹围后再跟标准表一对照，发现不对，就很紧张，担心胎宝宝发育不好，有的甚至特地为这个去趟医院。其实，孕妈妈不必过于紧张。腹围的增长情况不可能完全相同。这是因为怀孕前每个人的胖瘦不同，腹围也不同。有的孕妈妈孕后体重迅速增加，腹部皮下脂肪较快增厚，腹围增长都比别人快；有的孕妈妈早孕反应较重，进食少，早期腹围增加不明显，等到反应消失，体重增加后腹围才开始明显增加。

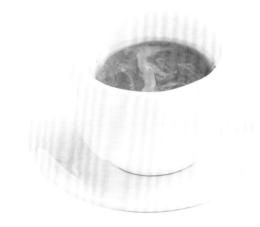

"咖啡因有兴奋大脑的作用，失眠的孕妈妈应避免饮用。"

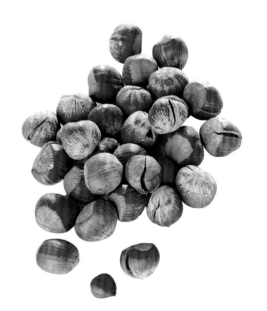

🔥🔥🔥🔥🔥 热点指数

问： *失眠了怎么调理？*

答： 孕妈妈失眠先不要惊慌，也不必顾虑失眠对胎宝宝产生的影响，因为轻度失眠基本没有危害。上床后不要多想，可以运用一些使自己放松的方法，如改善卧室环境、睡前泡泡脚、读读书等。睡觉时采取侧卧位睡姿可缓解失眠。饮食上尽量避免食用影响情绪的食物，如咖啡、茶、油炸食物等，如果孕妈妈在入睡前 3 小时吃全麦面包或低糖全谷类食品、1 份奶类或 1 份蛋、鱼类或坚果，多数情况下能提高睡眠质量。

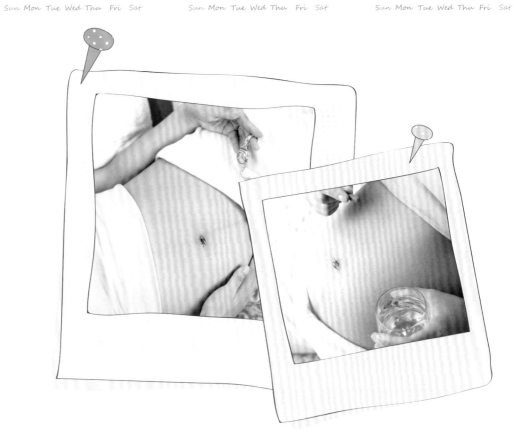

七月
Sun Mon Tue Wed Thu Fri Sat

八月
Sun Mon Tue Wed Thu Fri Sat

九月
Sun Mon Tue Wed Thu Fri Sat

孕6月

挺起傲人大肚子

这个月，胎宝宝已达 660 克，孕妈妈的腹部更加明显，在甜蜜的孕育时光里，孕妈妈也有不少烦恼或不适，逐渐增大的子宫会使你腰背酸痛，或出现下肢静脉曲张，你会觉得十分辛苦，不过，畅想一下胎宝宝的模样，就会发现幸福离自己很近。

十月
Sun Mon Tue Wed Thu Fri Sat

十一月
Sun Mon Tue Wed Thu Fri Sat

十二月
Sun Mon Tue Wed Thu Fri Sat

孕6月产检全知道

>> 第6次产检项目

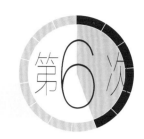

时间	21~24 周
必做项目	妊娠糖尿病检查、宫高腹围、体重、血压、血常规、尿常规、听胎心音
特殊项目	B 超检查羊水量、血清抗体检查
小贴士	有准爸爸陪伴产检，孕妈妈会放心很多，还能缓解紧张情绪

本月必做的项目

时间	项目	检查目的	标准值
孕 24~28 周	葡萄糖耐量试验	检测是否患有妊娠糖尿病	空腹：<5.1 毫摩尔 / 升 服糖后 1 小时：<10 毫摩尔 / 升 服糖后 2 小时：<8.5 毫摩尔 / 升
孕 20 周以后每月必查	宫高腹围	了解胎宝宝的大小及增长情况	宫高正常值：24（22~25.1）厘米 腹围正常值：85（80~91）厘米
孕 5 月以后每月必查	胎动	了解胎宝宝情况	12 小时胎动在 30 次以上，胎宝宝情况良好
每月必查	尿常规	了解肾脏情况	尿蛋白及酮体为阴性
每月必查	血常规	检查有无贫血及传染病	正常范围内即可
孕 12 周以后每月必查	听胎心音	有无胎心，胎心速率是否正常	120~160 次 / 分

以上产检项目可作为孕妈妈产检参考，具体产检项目和费用以各地医院及医生提供的建议为准。

你可能会做的特殊检查

1. B 超检查羊水量。前期检查中检查出羊水量异常，本月将会进行 B 超检查。羊水指数的正常范围是 8~18 厘米。羊水过多或过少预示胎宝宝有异常的状况，孕妈妈要适时进行羊水量的检查。

2. 血清抗体检查。血清抗体检查即母婴溶血检查。孕妈妈血型为 O 型，准爸爸血型为 A 型、B 型、AB 型；孕妈妈血型为 Rh 阴性，准爸爸为 Rh 阳性，胎宝宝也为 Rh 阳性时，新生儿可能发生溶血症。孕妈妈要记得从孕 6 月开始定期检测血液中抗体的情况，一般每 4 周做 1 次，密切注意胎宝宝有无发生溶血的可能。

葡萄糖耐量测试，筛查妊娠糖尿病

可能有些孕妈妈会有这样的疑虑，妊娠糖尿病检查一定要做吗？答案是肯定的。和普通的糖尿病不一样，妊娠糖尿病会导致胎宝宝发育迟缓甚至胎停育，所以这个检查一定要做。

这项检查一般在孕 24~28 周进行，通过测量空腹血糖，餐后 1 小时、餐后 2 小时血糖，来作为筛查妊娠糖尿病的依据和参考。

具体方法是：将 50 克葡萄糖粉溶于 200 毫升水中，5 分钟内喝完，接着在第 1、第 2 小时各采血测定血糖，3 项中任何 1 项的值达到和超过临界值，都需进一步进行 75 克葡萄糖耐量试验，以明确有无妊娠糖尿病。

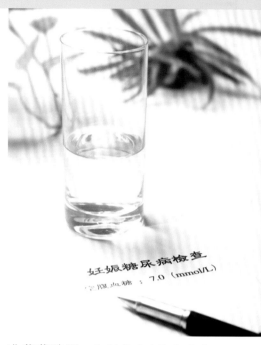

妊娠糖尿病筛查
空腹血糖：7.0 (mmol/L)

准爸爸陪同：妊娠糖尿病检查需要孕妈妈空腹进行，且时间会长些，准爸爸最好陪同。

>> 一次过产检的小秘密

糖耐量检查要空腹

在做妊娠糖尿病检查前，要至少先空腹 8 小时再进行抽血，也就是说孕妈妈在产检的前 1 天晚上 12 点后就要禁止进食。检查当天早晨，不能吃东西、喝饮料、喝水。

糖粉要全部溶于水中

喝葡萄糖粉的时候，孕妈妈要尽量将糖粉全部溶于水中。如果喝的过程中糖水洒了一部分，将影响检查的正确性，建议改日重新检查。由于医院的不同，有的医院会给孕妈妈直接开葡萄糖水，要求按规定的量短时间内喝下，然后分别在 1 小时、2 小时抽血测定血糖值。不管是哪种方法，孕妈妈在喝完糖水后，都可以喝点白开水，以免身体感觉不适。

妊娠糖尿病检查的前几天，控制糖分摄入

很多孕妈妈做葡萄糖耐量测试时，都会出现第一次不通过的情况。实际上，这些孕妈妈不是有问题，而是前 1 天吃了过量的甜食，比如吃了半个西瓜、喝了几杯现榨的果汁等，这些会使你摄取的糖量高出日常饮食，会影响孕妈妈血糖值，导致结果异常。因此，在检查的前几天要适当控制糖分的摄入，但也不要过分控制，不然就反映不出真实结果了。

B 超羊水量检查不是所有人都做

羊水过多、过少均不利于母体及胎宝宝健康，前期检查羊水量过多，或甲胎蛋白高，提示羊水急性增多时需要检查；如若孕中期胎动时孕妈妈感觉腹痛，宫高及腹围明显小于正常月份时，更需要做羊水量检查，以诊断是否羊水过少。

>> 专家解读你的产检报告

本月，有些孕妈妈可能会做 B 超羊水量检查和血清抗体检查。下面，先来了解一下怎么看懂结果单吧！

看懂血清抗体检查报告单

血清抗体是一种免疫球蛋白，有 IgG、IgM 2 种。IgG 分子量小，为不完全抗体，能通过胎盘；而 IgM 分子量大，为完全抗体，不能通过胎盘。Rh、ABO 血型抗体能通过胎盘起作用的是 IgG。Rh 血型不合且抗体效价大于 1:32，可能提示新生儿 Rh 溶血病情严重；IgG 抗体效价大于 1:128，提示胎儿可能发生 ABO 溶血症。孕妈妈血型为 O 型，准爸爸血型为 A 型、B 型、AB 型，通常需要做血清抗体检查，孕妈妈在看结果时，可重点看 IgG 抗体效价是否在正常范围。

看懂 B 超羊水量检查报告单

若羊水量过多，胎宝宝容易发生胎位异常，甚至发生胎膜早破、脐带脱垂、胎儿窘迫。

评价羊水量的指数是羊水指数（AFI）和羊水最大暗区垂直深度（AFV）。羊水指数是指以脐水平线和腹白线为准将子宫直角分成 4

个象限，测量各象限最大羊水池的垂直径线，4 者之和即为羊水指数。羊水指数的正常范围是 8~18 厘米，AFI 大于 20 厘米，AFV 大于 8 厘米，通常提示羊水过多。AFI 小于 8 厘米，AFV 小于 3 厘米，提示羊水过少。孕妈妈在看 B 超单时，应重点关注 AFI 或 AFV 的数值，如有异常，应及时咨询医生。

从血红蛋白数值看是否贫血

这个月胎宝宝发育较快，所需营养素较多，同时孕妈妈的血容量也增加较多，可使血液中的血红蛋白相对降低，或铁、叶酸等营养物质摄入不足引起血红蛋白不足，当血红蛋白低于一定数值时即出现贫血。孕中期是最容易发生缺铁性贫血的阶段，孕妈妈应按时进行血常规检查，密切注意血红蛋白数值，及时发现和防治孕中期缺铁性贫血。

诊断孕期贫血的依据主要是血红蛋白计数，血红蛋白量在

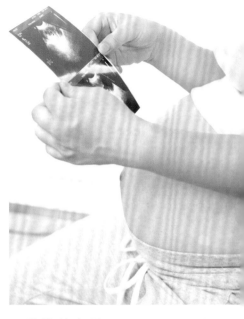

正常的羊水量：B 超羊水指数在 8~18 厘米为正常。

110~160 克 / 升为正常；红细胞数为 350~500 万 / 立方毫米，检测结果低于参考数值，即为贫血。血红蛋白低于 110 克、高于 90 克，是轻度贫血；低于 90 克、高于 70 克是中度贫血；小于等于 70 克是重度贫血。中重度贫血可能会使孕妈妈抵抗力下降，增加分娩时的风险，还会使胎宝宝因营养供应不足而发育迟缓。孕妈妈要注意多吃富含铁质的食物，以保证自身的健康和胎宝宝的正常发育。

看懂糖耐量检测报告单

正常妊娠而无高危因素者应在孕 24~28 周采血化验筛查糖尿病，筛查前空腹 12 小时，一般抽血检查前 1 天晚上 12 点过后就不进食，第 2 天早上不吃早餐即可抽血测量空腹血糖，然后将 50 克葡萄糖粉溶于 200 毫升水中，5 分钟内喝完，接着在喝完后第 1、第 2 小时各采血测定血糖，3 项中任何 1 项的值达到和超过以下临界即诊断为妊娠糖尿病。

葡萄糖耐量测试的准确性 采用 50 克糖粉的葡萄糖耐量测试，并不是诊断性的检查，它的目的是筛查出可能出现问题的孕妈妈。经过葡萄糖耐量测试，检查出血糖高的孕妈妈，不一定就是患了妊娠糖尿病。事实上，检查出血糖高的孕妈妈，只有 1/3 是真正的妊娠糖尿病。在测试中检查出血糖高的孕妈妈，后期还需要进一步检查来诊断。

3 个血糖 的临界值标准

参考范围	
空腹血糖	5.1 毫摩尔 / 升
餐后 1 小时血糖	10 毫摩尔 / 升
餐后 2 小时血糖	8.5 毫摩尔 / 升

糖耐量检测报告单

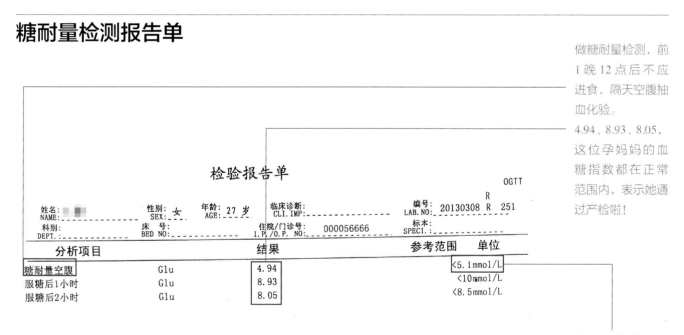

做糖耐量检测，前 1 晚 12 点后不应进食，隔天空腹抽血化验。

4.94、8.93、8.05，这位孕妈妈的血糖指数都在正常范围内，表示她通过产检啦！

空腹血糖值小于 5.1 毫摩尔 / 升即为正常。

孕 6 月保健指南

>> 孕期生活细节

孕中期孕妈妈腹部增大，坐立行都要注意。此时孕妈妈的食欲比较好，要常吃绿色蔬菜及含糖量少的水果，以预防妊娠高血压及糖尿病。

科学摆放脚，缓解下肢水肿

孕中期孕妈妈易出现下肢水肿，久坐的孕妈妈可以在座位底下放个脚凳，若没有脚凳，也可用鞋盒代替。坐着时，将脚放到脚凳上，可缓解脚部和下肢的压力。孕妈妈也可以准备一双舒适柔软的拖鞋，工作时穿着宽松的拖鞋也能缓解足部压力。

坐一段时间后，适当地做伸展运动，抬腿并适当按摩小腿，以缓解压力。

积极预防妊娠糖尿病

孕妈妈进食过量、运动减少、体重增加，再加上孕期的生理变化导致糖代谢紊乱，极易得妊娠糖尿病。妊娠糖尿病最明显的症状是"三多一少"，即：吃得多、喝得多、尿得多，但体重减轻，还伴有呕吐。如果控制不好病情，妊娠糖尿病会对胎宝宝产生一定的影响，因此，避免这些影响的主要手段就是控制好血糖。而饮食调节对妊娠糖尿病孕妈妈控制血糖尤为重要。

>> 饮食调节 控制血糖

● **少吃多餐**。一般每天 4~5 餐，这样可避免餐后血糖迅速升高，每日的饮食总量要控制好。

● **多摄取膳食纤维**。膳食纤维中的果胶可延长食物在肠内的停留时间，降低葡萄糖的吸收速度，使进餐后血糖不会急剧上升，有利于糖尿病病情的改善。如用糙米或五谷米代替白米饭，增加蔬菜的摄取量，常吃菜花、菠菜、南瓜、白菜、油菜等高膳食纤维蔬菜。

● **正确摄取糖类**。避免进食加有蔗糖、砂糖、冰糖、麦芽糖的含糖饮料及甜食。

● **饮食清淡**。避免油炸、油煎类食物，烹饪多以植物油为主，减少动物脂肪的用量。

宜少吃糖和盐

糖和盐中含有大量钠，孕妈妈宜少吃。生活中，孕妈妈应控制饮食中盐的摄入，并少吃高糖食物，如蛋糕、巧克力、糖块等。

吃饭宜细嚼慢咽

孕6月大多数孕妈妈都会出现胃胀、消化不良的现象，这是由于子宫增大，向上顶到肠胃，影响了肠胃蠕动导致的。若此时孕妈妈吃饭依然狼吞虎咽，会增加肠胃的负担，出现肠胃胀气、消化不良等症状。

食物未经充分咀嚼，进入肠胃之后，与消化液的接触面积小，食物与消化液不能充分混合，会影响营养的吸收。有些粗糙食物，因咀嚼不够细，还会加大肠胃消化负担或损伤消化管道。为了孕妈妈的健康和胎宝宝的发育，孕妈妈吃饭时最好细嚼慢咽。

正确坐、立、行走

孕6月，孕妈妈的腹部已经很大了，生活中坐、立、行走都应注意。

1. 坐。孕妈妈坐时，宜把后背靠在椅子背上，必要时还可以在腰部放一个靠垫或小枕头。

2. 立。孕妈妈由坐姿起身时宜缓慢有序，不能再像孕前一样"风风火火"，以免腹腔肌肉过分紧张，压迫子宫。

若孕妈妈由躺卧位变站立，应先侧身，使肩部前倾，然后屈膝，用肘关节支撑起身体后，使腿自然垂于床下，再缓慢起身坐起来。

若孕妈妈需保持站姿，宜选择让自己身体最舒适的姿势站立，而且应不断地转换重心，如把重心从脚趾移到脚跟，从一条腿移到另一条腿等。

3. 行走。孕妈妈行走时宜保持身直，或上身稍稍向后仰，双肩放松，步子不宜迈得太大、太急，鞋子应选择舒适、厚底的运动鞋；行走时间不宜过长，一旦感觉疲劳就要坐下来休息一会儿。

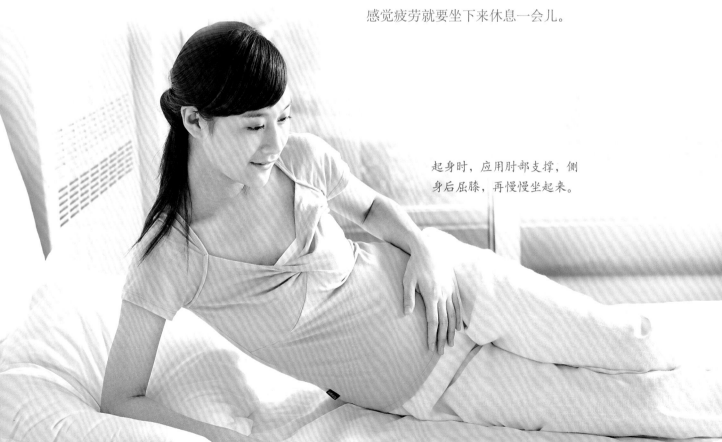

起身时，应用肘部支撑，侧身后屈膝，再慢慢坐起来。

>> 做好体重管理

孕中期，体重的过快增加或过慢增加都会影响母子的健康，体重控制在每周增加 350 克左右最健康。

孕期体重增加过快的原因

　　造成孕妈妈体重增加过快的原因大多是运动少而摄入营养太过丰富。同时，孕期肾脏功能的生理性下降，体内水潴留过多，也会造成体重增加过快的假象，孕妈妈宜多加注意，当发觉自己体重增加过快时，可以用手指在全身按一按，如果凹进去后恢复缓慢，可能是水潴留过多，可通过多吃利尿食物或向医生咨询来解决。

孕期体重增加过慢的原因

　　孕期体重增加过慢，很大程度上跟饮食有关，孕妈妈营养不良，尤其是蛋白质和热量摄入不足，就会使体重增加过慢。另外，不良的生活习惯以及孕妈妈长期压力过大，也会导致体重增加过慢。

体重超标有哪些危害

　　1. 妊娠高血压综合征。怀孕期间如果体重增加过速，容易发生妊娠高血压综合征；会造成胎宝宝生长迟滞、胎盘早期剥落等情况。

　　2. 妊娠糖尿病。孕妈妈大吃特吃，容易使血液中的血糖值上升，使得妊娠糖尿病突然出现，从而导致巨婴症、新生儿血糖过低等合并症的发生。

　　3. 难产。如果孕妈妈不加节制地进食，胎宝宝也会很大，不利于分娩时胎头的下降和胎头进入骨盆腔，延长产程，引起难产。

　　4. 产后肥胖。如果在怀孕期间，孕妈妈体重的增加超过了正常值，要想产后尽快恢复以前的苗条身材可是难上加难了。

体重增加过慢的危害

　　怀孕期间，如果孕妈妈缺乏健康的饮食，营养摄取不足，体重增加不够，也有不小的危害。

　　1. 贫血。孕妈妈没有充足的养分供给，可能会造成母体营养不良，导致贫血的发生，影响胎宝宝正常的成长与发育。

　　2. 胎儿宫内发育迟缓。如果

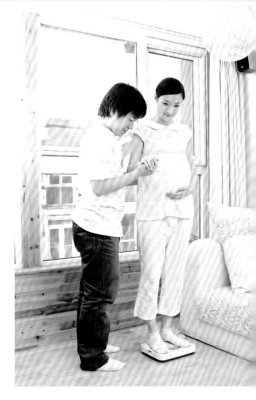

不懂的多问医生：本月，孕妈妈每周体重增长在 350 克左右，即为正常。

在怀孕 28 周之后体重就不再增加，母体供给胎儿的养分自然会不够，胎儿的生长和发育会因其而减缓甚至停顿，视为胎儿宫内发育迟缓。

　　3. 新生儿免疫力低下。体重增加缓慢的孕妈妈生出的宝宝可能也会体重过轻，营养不良，抵抗力低下，较体重正常的宝宝患各种疾病的可能性大。

如何管理自己的体重

根据孕前体重，体重指数 BMI（计算方法见 P27）< 18.5 的偏瘦孕妈妈，孕期体重增长最好控制在 12~15 千克；18.5~22.9 的标准体重孕妈妈，控制在 10~14 千克，BMI > 22.9 的偏胖孕妈妈最好将体重增长控制在 7~10 千克。

怀孕期间，孕妈妈平均体重增加 12 千克，其中 5 千克左右是胎盘、羊水、胎儿的重量，剩下的 7 千克左右则是母体腰部脂肪、子宫、乳房增大、血液增加的重量。对此孕妈妈要清晰地了解。

孕期体重都长在了哪儿 孕妈妈不要以为所有增长的重量都是自己身上的肉，也不要以为你增加的重量就等同于胎宝宝的重量。孕期你增加的体重可参看下表，不过，这只是一个平均值，仅供孕妈妈参考。

孕期体重增长构成图

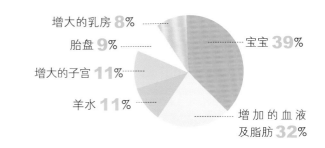

增大的乳房 **8**%
胎盘 **9**%
增大的子宫 **11**%
羊水 **11**%
宝宝 **39**%
增加的血液及脂肪 **32**%

只长胎, 不长肉的秘密

1. 一日膳食：食物品种及数量应增加，但控制 1 次食量

a. 谷类 400~500 克，谷类适当选择杂粮如小米、玉米、麦片。

b. 豆制品 50 克。

c. 肉禽蛋鱼 100~150 克。

d. 动物肝及动物血每周 1~2 次，每次 50~100 克。

e. 蔬菜 500 克，深色蔬菜占一半以上，牛奶 250 毫升。

2. 注意饮食细节

a. 不要挑食，也不要刻意节食。

b. 多吃一些绿色蔬菜。蔬菜本身不但含有丰富的维生素，而且还有助于体内钙、铁、膳食纤维的吸收，以防止便秘。

c. 戒掉不健康零食：逛超市或菜场时，只买必需的食物，克制购买油炸或甜腻零食的冲动。

d. 尽量少吃夜宵。特别是就寝前两个小时左右吃夜宵，因缺乏消耗，脂肪很容易在体内囤积，使人发胖。

e. 孕中期对钙的需求大量增加，可经常食用虾皮、海带、紫菜等含钙、碘丰富的食物。

3. 每天都坚持运动

a. 坚持运动改善体质，有助于降低生巨大儿的风险。

b. 运动要适量适度，先从低强度的运动练起，比如散步、游泳，或低强度的有氧运动。

4. 监管体重的小妙招

a. 在家里准备一个体重秤，随时掌握体重变化情况。

b. 避免用大盘子盛装食物，面对一大盘子美味的诱惑可能会失去控制力。可以用小盘子盛装。

c. 了解食物卡路里量：了解食物的卡路里量，从而控制热量的摄取。

随着孕周的增大,孕妈妈出现了某些不适,如妊娠糖尿病、妊娠高血压等。除此以外,孕期小腿抽筋,羊水过多或过少等症状的出现,也令孕妈妈担心不已。这些孕期常见问题,接下来我们将会重点讲述。

本月孕妈常见疑问与不适

🔥🔥🔥🔥🔥　热点指数

问: *检查出妊娠糖尿病,怎么治疗?*

答: 妊娠糖尿病是妊娠并发症中常见的一种,发病率高。检查出妊娠糖尿病的孕妈妈要注意以下事项:平时的生活要有规律,要特别注意清洁卫生。要养成饭前便后洗手的习惯,最好不到拥挤的公共场所,避免各种感染。平时多学习、了解糖尿病基本知识。患妊娠糖尿病的孕妈妈极易发生低血糖反应,容易头晕甚至昏迷,来势很快,需要立即抢救。轻者可口服糖水,10分钟后症状会好转。妊娠糖尿病的孕妈妈应控制高糖食物的摄入,一日三餐需注意糖分的多少,注意忌口。如控制不理想,可请医生帮你制订一个饮食方案。

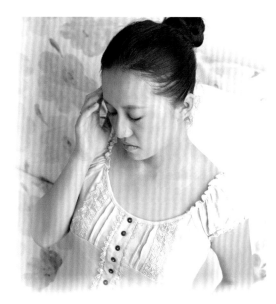

🔥🔥🔥🔥🔥　热点指数

问: *诊断为妊娠高血压,应怎样调养?*

答: 妊娠高血压轻者无症状或有轻度头晕,血压轻度升高并伴有水肿;重者出现头痛、眼花、恶心呕吐、血压明显升高、蛋白尿增多、水肿明显。轻度妊娠高血压的孕妈妈可以通过在家休息,保证充足睡眠,食用富含蛋白质、维生素、矿物质的食物和新鲜蔬果,减少动物脂肪和过量盐分的摄入,坚持左侧卧位以增进血液循环的方法保守治疗。重者或者有症状的孕妈妈则需要住院治疗。

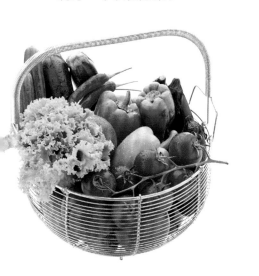

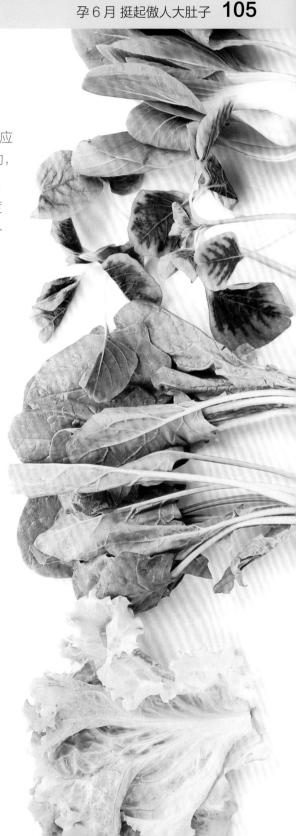

🔥🔥🔥🔥🔥 热点指数

问： *孕期发生小腿抽筋怎么办？*

答： 孕中期以后，有些孕妈妈睡觉时，小腿经常会发生抽筋现象。应对孕期腿抽筋，有以下几种方法可以帮助改善状况。适当进行户外活动，多进行日光浴；饮食多样化，多吃海带、芝麻、豆类等含钙丰富的食物；睡觉时调整好睡姿，采用最舒服的侧卧位；注意不要让腿部肌肉过度劳累，不要穿高跟鞋；睡前对小腿部进行按摩；孕妈妈从怀孕第5个月起就要增加钙的摄入量。

🔥🔥🔥🔥🔥 热点指数

问： *头痛怎么办？*

答： 头痛不要轻视，怀孕时血压发生改变，体内分泌激素量也和原来不同，有时孕妈妈会感到眩晕和疼痛。在怀孕初期保证充足的睡眠和适当的休息，可以减少头痛的发生。如果怀孕5个月以后，头痛日益加重，同时伴有眼花、耳鸣、心悸、水肿或血压高，应警惕妊娠高血压综合征的发生。

🔥🔥🔥🔥🔥 热点指数

问： *羊水过多怎么办？*

答： 羊水过多，对胎宝宝来说，容易发生胎位异常，而且羊水多，孕妈妈子宫压力过大，会发生胎膜早破。当胎膜破裂，脐带脱垂，胎宝宝会出现窘迫或早产。羊水过多，往往提示孕妈妈或胎宝宝出现了一些问题，如胎儿畸形、双胎输血综合征、妊娠糖尿病等。对羊水过多的处理，主要取决于胎儿有无畸形和孕妈妈自觉症状的严重程度。①如确诊为胎儿畸形者要及时终止怀孕。②如排除胎儿畸形或孕妈妈无明显的腹部胀痛、行走不便、子宫迅速膨大、呼吸困难等症状，可在严密观察下继续怀孕，如孕周已达28周以上，为争取提高胎儿存活机会，可抽取羊水以减轻症状，延长孕周。

一月
Sun Mon Tue Wed Thu Fri Sat

二月
Sun Mon Tue Wed Thu Fri Sat

三月
Sun Mon Tue Wed Thu Fri Sat

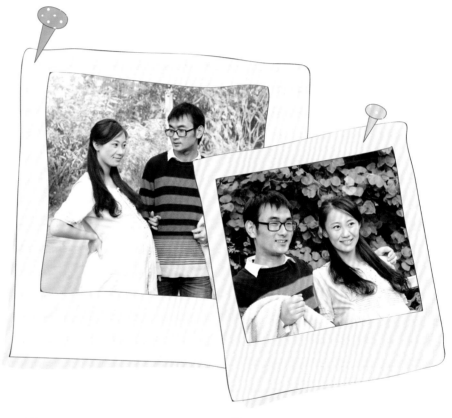

四月
Sun Mon Tue Wed Thu Fri Sat

五月
Sun Mon Tue Wed Thu Fri Sat

六月
Sun Mon Tue Wed Thu Fri Sat

七月
Sun Mon Tue Wed Thu Fri Sat

八月
Sun Mon Tue Wed Thu Fri Sat

九月
Sun Mon Tue Wed Thu Fri Sat

孕 7 月

身体越发沉重

　　这个月，胎宝宝神经系统进一步完善，大脑发育迅速，知觉神经和运动神经已比较发达，开始能思维、会记忆，而且胎动更加明显了，孕妈妈跟胎宝宝交流时，他都能有所回应，这种感觉太奇妙了。

十月
Sun Mon Tue Wed Thu Fri Sat

十一月
Sun Mon Tue Wed Thu Fri Sat

十二月
Sun Mon Tue Wed Thu Fri Sat

孕 7 月产检全知道

>> 第 7 次产检项目

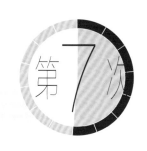

时间	25~28 周
必做项目	胎位、水肿检查、宫高腹围、体重、血压、血常规、尿常规、听胎心音和胎动
特殊项目	B 超检查胎盘、心电图检查
小贴士	准爸爸可随孕妈妈进诊室，当孕妈妈有忘记咨询的问题时，可及时补充询问医生

本月必做的项目

时间	项目	检查目的	标准值
孕 7 月后检查	胎位	检查有无胎位不正	正常应为头位
孕 16 周后必查	水肿检查	防止妊娠高血压	指压时下肢不凹陷且血压不偏高为正常
孕 20 周以后每月必查	宫高腹围	了解胎宝宝的大小及增长情况	宫高正常值：26（22.4~29）厘米 腹围正常值：87（82~94）厘米
孕 5 月以后每月必查	胎动	了解胎宝宝情况	12 小时胎动在 30 次以上，胎宝宝情况良好
每月必查	尿常规	了解肾脏情况	尿蛋白及酮体为阴性
每月必查	血常规	检查有无贫血及传染病	正常范围内即可
每月必查	听胎心音	有无胎心，胎心速率是否正常	120~160 次 / 分
每月必查	体重	体重超标或过低都不好	15 周以后每周可增加 0.45 千克
每月必查	血压	是否患有高血压或低血压	110/70~120/80 毫米汞柱

以上产检项目可作为孕妈妈产检参考，具体产检项目和费用以各地医院及医生提供的建议为准。

你可能会做的特殊检查

心电图检查：随着胎宝宝的成长，胎盘供血量增加，导致孕妈妈全身循环血量、心排出量增加，这实际上增加了孕妈妈的心脏负担，如果心脏储备不足，很有可能出现心动过速和心律不齐。心电图检查，有助于了解孕妈妈的心脏功能。

及时检查胎位

胎位是指胎宝宝先露的指定部位与母体骨盆前、后、左、右的关系，正常胎位多为枕前位。孕28周后经B超检查可查出是否为异常胎位。经B超检查，发现臀位、横位、枕后位、颜面位等称为胎位不正，其中以臀位最为常见。胎位不正如果不纠正，分娩时可造成难产。孕28周以前，由于胎宝宝小，羊水多，他在子宫内有比较大的活动范围，胎位易于变动，所以位置不容易固定。而在孕32周以后，胎宝宝长大，与子宫壁贴近，胎位相对比较恒定，如果这时胎位不正，就比较难纠正了，只能选择恰当的分娩方式。胎位不正最合适的纠正时间为孕30~32周。所以，孕7月孕妈妈检查胎位，可做到心中有数，方便抓住时机纠正胎位，顺利生产。

定期检查水肿情况

水肿发生的原因有很多，如孕中晚期增大的子宫压迫下腔静脉，使静脉血液回流受阻；胎盘分泌的激素及肾上腺分泌的醛固酮增多，造成体内钠和水分潴留；体内水分积存，尿量相应减少；母体有较重的贫血，血浆蛋白低，水分从血管内渗出到周围的组织间隙等。

一般来说，小腿或以下的水肿可以在家休息，如若经休息仍不消退，且伴有高血压、尿常规检查中呈现蛋白尿阳性、体重异常增加情形，同时有头晕、头痛、恶心、胸闷症状时，可能是妊娠高血压综合征，孕妈妈应及时就医。

B超检查胎盘，警惕异常情况

胎盘正常与否对胎宝宝的健康发育和孕妈妈的安全妊娠非常重要。

孕7月，胎盘慢慢成熟，这时，做一次B超检查，检测胎盘位置和成熟度，以判断胎盘状况是否正常，有助于及早发现异常情况。

胎盘成熟度分级，这是对胎盘成熟度做的分级，用GP表示，一般分为0级、I级、II级、III级。I级是胎盘成熟的早期阶段，II级表示胎盘接近成熟，III级提示胎盘已经成熟。孕28周的B超单上通常会有胎盘成熟度，这时的胎盘级别通常为0~I级，如果胎盘过早成熟，属于异常情况，不利于胎宝宝的正常发育。

正常胎盘的位置，一般附着在子宫的前壁、后壁或侧壁。若胎盘附着于子宫下段，甚至胎盘下缘达到或覆盖宫颈内口处，其位置低于

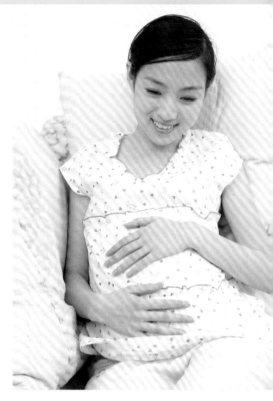

出现水肿多观察：有水肿症状的孕妈妈，可多休息一会，如没有改善，并伴有头晕等，需警惕妊娠高血压。

胎宝宝先露部，称为前置胎盘。胎盘前置的孕妈妈有的并无症状，有的会在孕晚期或临产时出现无诱因、无痛性的反复阴道出血情况，威胁胎宝宝健康，建议孕妈妈一旦查出胎盘前置，要与医生制订方案，定期检查，密切观察胎儿宫内情况。

>> 一次过产检的小秘密

孕妈妈这个月要做 B 超检查胎盘和胎位状况，有的孕妈妈也会做心电图检查，对于这些检查项目孕妈妈要怎样应对才能顺利通过，并能如实反映自身和胎宝宝的状况呢，我们一起来看看。

诊断前置胎盘，要注意孕周

　　孕中期，胎盘占子宫腔一半的面积，因此，胎盘靠近宫颈内口或覆盖宫颈内口的概率高。孕晚期，胎盘占子宫腔的面积减少到 1/3 或 1/4，胎盘可以随着子宫体的上移而改变为正常位置的胎盘。如果孕中期 B 超显示胎盘位置较低，可认为是前置胎盘状态，孕妈妈应定期做检查，如果到孕 28 周仍是如此，到 36 周可作诊断，确诊是否为前置胎盘。

心电图检查的注意事项

　　有的孕妈妈本来心脏没有什么问题，但是做心电图的时候没有注意，影响了检查结果，可能会重复做

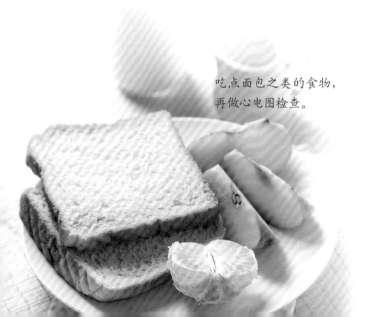

吃点面包之类的食物，再做心电图检查。

两三次检查，人为地造成紧张情绪。那么，做心电图都需要注意什么呢？

　　1. 不要空腹做心电图，以免出现低血糖，引起心跳加速，影响心电图的结果。

　　2. 不要在匆匆忙忙的状态下去做心电图，检查前最好先休息一会儿，等平静下来再做检查。

　　3. 检查时既不要紧张，也不要说话，否则会产生干扰现象。

　　4. 做心电图时，最好穿一些容易解脱的衣服，最好别穿连衣裙。

　　5. 如果身上有手表、手机，最好取下来放在一边，以免产生干扰。

量血压时要放松

　　一般血压有 2 个高峰，1 个是在早上 6-10 点，另 1 个在下午 4-8 点，一般在这 2 个时间段量的血压比较能反映血压的情况。孕妈妈一定不能忽略量血压这个检查。量血压时一定要放松，紧张时量出来的血压有些失常。此时孕妈妈可以先休息 15 分钟，安静下来以后再进行测量。

>> 专家解读你的产检报告

随着孕周的增加，孕妈妈更加不要小看血压检查。除此之外，B 超报告单如何显示胎盘位置和级别，心电图报告单该如何看，下面一起来学习一下吧。

看懂你是否为妊娠高血压

血压标准范围：110/70~120/80 毫米汞柱。

轻度妊娠高血压的判断：孕妈妈在未孕或孕 20 周前，基础血压不高，而妊娠 20 周后血压开始升高，大于或等于 140/90 毫米汞柱，或收缩压超过原基础血压 30 毫米汞柱，舒张压超过原基础血压 15 毫米汞柱，并有水肿。

中度妊娠高血压的判断：血压超过轻度妊娠高血压，但不超过 160/110 毫米汞柱；尿蛋白呈阳性；无自觉症状。

妊娠高血压综合征的判断：妊娠高血压综合征是妊娠高血压病情的进一步发展，血压高达 160/110 毫米汞柱甚至更高；24 小时内尿蛋白量达到或超过 5 克，可有不同程度的水肿，并有一系列自觉症状出现。妊娠高血压综合征分为先兆子痫和子痫两个阶段。发作时孕妈妈头痛、眼花、恶心、呕吐甚至抽搐、昏迷。妊娠高血压综合征发生率约占所有孕妇的 5%。筛查妊娠高血压综合征需做的检查包括：血液检查、肝肾功能、尿液检查、眼底检查、损伤性血流动力学监测，必要时监测中心静脉压；其他如心电图、超声心动图、脑 CT 或 MRI、胎心监护、胎盘功能和胎儿成熟度检查。

>> **对孕妈妈**和胎宝宝的影响

● **对母体的影响**。妊娠高血压易引起胎盘早期剥离、子痫、心力衰竭、凝血功能障碍、脑出血、肾衰竭及产后血液循环障碍等。

● **对胎宝宝的影响**。易发生宫内缺氧、发育迟缓、早产现象，宝宝出生后低体重，可能会有肺炎、肺透明膜病等呼吸系统疾病。

>> **易患**妊娠高血压疾病的人群

● 初产妇。

● 体形矮胖者。

● **营养不良，特别是伴有严重贫血者**。患有原发性高血压、慢性肾炎、糖尿病合并妊娠者，其发病率较高，病情可能更为复杂。

● **双胎、羊水过多的孕妈妈，发病率较高**。

● **家族史**。如孕妈妈的母亲有先兆子痫，孕妈妈发病的可能性较高。

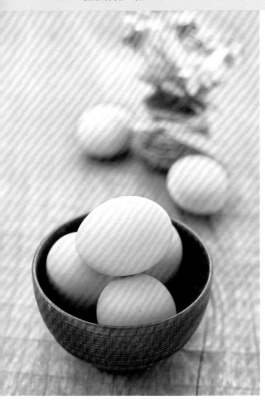

膳食调理血压：鸡蛋等高蛋白食物，营养易吸收，可帮助仰卧位低血压的孕妈妈补充膳食营养。

看懂是否为低血压

孕中晚期，孕妈妈容易发生低血压，所以要定期监测血压。如果血压低于 90/60 毫米汞柱，且在仰卧位测血压一定时间后，发生头晕、胸闷、打哈欠、出冷汗等低血压症状，就有可能患上了低血压综合征。低血压综合征大多为仰卧位造成的低血压，也叫仰卧位低血压综合征。发生原因在于，子宫内胎儿、羊水、胎盘在仰卧位时容易压迫下腔静脉，阻碍血液流回心脏，使血压降低。

低血压的发生率在孕期较高，为 2%~30%，而且威胁母婴健康。对胎宝宝而言，会影响其体重的增加，可产生宫内慢性缺氧，出生后易患低血糖；孕妈妈则易发生难产。

防治或改善仰卧位低血压综合征的方法最为直接的就是改变卧姿，不要长时间仰卧，多采取左侧卧位，以减轻对下腔静脉的压迫。饮食上增加营养，多吃温补脾肾、养心益血的食物，如红枣、莲子；多吃易消化的高蛋白食物，如鸡蛋、鱼、牛奶等；常吃生姜等升高血压的食物，少吃降低血压的食物，如冬瓜、芹菜、苦瓜、绿豆、洋葱等。

看懂心电图报告单

心电图指的是心脏在每个心动周期中，由起搏点、心房、心室相继兴奋，伴随着心电图生物电的变化，通过心电描记器从体表引出多种形式的电位变化的图形。心电图是心脏兴奋的发生、传播及恢复过程的客观指标。孕中期做心电图检查是为了查看孕妈妈的心脏负担情况。因为随着孕期进展，胎宝宝的成长，孕妈妈需要的能量和营养也就越多，对心脏功能要求也就越高。做心电图检查可以确定是否存在异常，及时发现并预防妊娠并发症。

孕妈妈的心率在 60~100 次／分为正常。PR 期间 145 毫秒，说明心房功能好，没有传导阻滞。ST 没有异常，说明心肌供血正常。

看懂胎盘位置和级别

胎盘位置：通常，胎盘位置多表示为胎盘位于子宫的前壁、后壁或侧壁。这些都是正常的，如果前置胎盘，常提示异常情况的发生。

胎盘级别（GP）：B 超单上常列出胎盘级别，孕 28 周，正常级别应在 0~I 级，你只需看后面的级别即可了解情况。

脐动脉的收缩压/舒张压(S/D)：为胎儿脐动脉收缩压和舒张压的比值，与胎儿供血有关。当胎盘功能不良或脐带异常时，此比值会出现异常；正常情况下，随孕周增加，胎儿收缩压下降，舒张压上升，近足月时，这个比值小于 3。

除此之外，B 超单上会显示胎儿生长发育的数值，孕妈妈可参照各项数值与结果做对比，符合孕周即属正常。

看懂胎位检查结果

孕 28 周以后，医生常会做 B 超检查来查看胎位，通常情况下，结果会有以下几种：头位、臀位、横位。

如果结果为头位，提示为正常胎位，孕妈妈无须担心。

如果是臀位、横位，则为胎位不正，应在医生指导下进行纠正。若到孕 32 周，再要纠正过来的可能性不大。

造成胎位不正的原因 胎位不正的发生原因，与怀孕周数、骨盆腔大小与形状、子宫内胎盘大小与着床的位置、多胎次经产妇松弛的腹肌、多胞胎妊娠、羊水不正常、脐带太短、子宫内肿瘤或子宫先天性发育异常等因素有关。由于胎位异常将给分娩带来程度不同的困难和危险，故早期纠正胎位，对难产的预防有着重要的意义。

胎位不正图

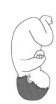 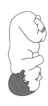 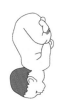 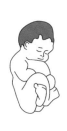 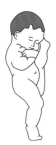 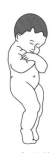

| 枕前位 | 额位 | 颜面位 | 完全臀位 | 不全足位 | 全足位 |

B 超检查

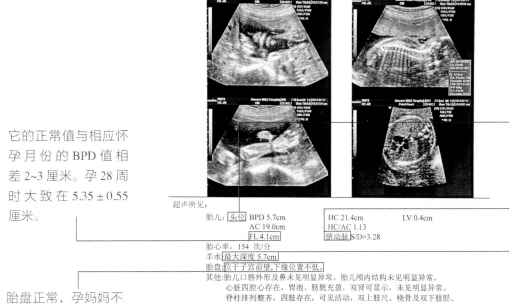

它的正常值与相应怀孕月份的 BPD 值相差 2~3 厘米。孕 28 周时大致在 5.35±0.55 厘米。

超声所见：

胎儿：头位 BPD 5.7cm
AC 19.0cm
FL 4.1cm
胎心率：154 次/分
羊水 最大深度 5.7cm
胎盘：位于子宫前壁，下缘位置不低。
其他：胎儿口唇外形及鼻未见明显异常。胎儿颅内结构未见明显异常。
心脏四腔心存在，胃泡、膀胱充盈，双肾可显示，未见明显异常。
脊柱排列整齐，四肢存在，可见活动，双上肢尺、桡骨及双下肢胫、腓骨均可见，未见明显异常。
胎儿可见两根脐动脉回声；脐带与腹壁连接处可见，未见明显异常。
胎儿颈周可见脐带环状血流。

HC 21.4cm   LV 0.4cm
HC/AC 1.13
脐动脉 S/D=3.28

胎盘正常，孕妈妈不用担心啦！

胎位正常。

为胎儿脐动脉收缩压和舒张压的比值，与胎儿供血有关，随孕周的增加，此比值下降，近足月妊娠时 S/D 小于 3。

羊水深度正常值在 3~8 厘米。

孕 7 月保健指南

>> 孕期生活细节

孕 7 月孕妈妈已经大腹便便了，走路行动都有些不便，睡觉也总觉得不舒服，还有的孕妈妈会发现小腿或脚踝部有水肿，孕妈妈怎么做才能降低患病概率？

适量吃利尿食物防水肿

为了防止水肿，孕妈妈可以适当吃一些冬瓜、萝卜、丝瓜、玉米、红豆、黄瓜等有利尿作用的食物。

此外，鲤鱼、鲫鱼等含有丰富的蛋白质，同时也具有利尿作用，孕妈妈可以适当烹制鲤鱼汤、鲫鱼汤饮用。但利尿食物不宜吃得过多，以免加重孕妈妈尿频症状。

不宜长时间仰卧

孕 26 周后，孕妈妈尽量不要长时间仰卧了。因为此时子宫已经很"大"，开始压迫腹腔其他器官。孕妈妈仰卧时，增大的子宫会向后压迫到腹主动脉和下腔静脉，不仅影响血液回流，加重下肢静脉曲张、水肿症状，还会影响子宫供血量和肾脏的血流量。如果孕妈妈长时间仰卧，子宫、肾脏、下肢血液循环不足，容易使孕妈妈出现胸闷、头晕、恶心、呕吐等反应，严重的可能会造成胎儿宫内缺氧。

最适合孕中期或孕晚期孕妈妈的睡姿是左侧卧位，且在颈部和两腿间各放 1 个靠垫。

>> 怎样缓解孕期水肿

● **静养**。消除水肿最好的方法莫过于静养，研究表明，人在静养时心脏、肝脏、肾脏等负担会减少，水肿自然会减轻或消失。

● **注意保暖**。为了消除水肿，必须保证血液循环畅通、气息顺畅。为了做到这两点，除了安心静养外，还要注意保暖。

● **食用低盐餐**。怀孕后身体调节盐分、水分的机能下降，因此在日常生活中要尽量控制盐分的摄取，每日摄取量在 6 克以下。

● **穿弹性（裤）袜**。为了减少下肢水肿，建议孕妈妈在清晨出门前穿上弹性（裤）袜，尤其长期站立或是保持坐姿的孕妈妈。可以选择孕妈妈专用的袜子，在秋冬穿着还有保暖的功效。

● **抬高双腿**。建议孕妈妈在睡前（或午休时）把双腿抬高 15~20 分钟，可以起到加速血液回流、减轻静脉内压的双重作用，不仅能缓解孕期水肿，还可以预防下肢静脉曲张等疾病的发生。

● **左侧卧睡**。孕妈妈增大的子宫大多呈右旋，下腔静脉在脊柱前右侧，左侧卧位可减轻对下腔静脉的压迫，缓解水肿，还可改善子宫、肾脏的血液循环。

妊娠高血压综合征如何预防

1. 定期检查。主要是测血压、查尿蛋白和测体重。如果属于易发病的高危人群，建议每天在家测量血压，选择早上 7:00-8:00 和傍晚 19:00-20:00 进行，每次测 3 遍，取平均值并记录，并定期去医院检查蛋白尿和体重。

2. 控制钠盐的摄入。若每天食入过多的钠，会使血管收缩，导致血压上升，有妊娠高血压综合征的孕妈妈应每天限制在 3~5 克以内。孕妈妈还要远离含盐高的食物如腌制品、酱菜等。

3. 补充蛋白质。患妊娠高血压综合征的孕妈妈尿中蛋白流失多，应及时补充优质蛋白，如牛奶、鱼、虾等。补充量最高可达 100 克。

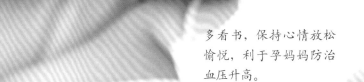

4. 多吃含钙丰富的食物。钙能使血压稳定或有所下降，可常食豆制品、鱼虾等。

多看书，保持心情放松愉悦，利于孕妈妈防治血压升高。

5. 控制体重。孕中晚期热能摄入过多，每周体重增长过快都是患妊娠高血压综合征的危险因素。因此孕妈妈摄入热能应以每周体重增加 450 克为宜。对于已经肥胖的孕妈妈，每周增重 200 克为宜。

6. 注意休息，保持好心情。心情舒畅，精神放松，对舒张血管有好处；吵架、生气，则会使病情发展。休息好、睡眠足，每天至少睡 9 个小时，并以侧卧位为佳，以增进血液循环，改善肾脏供血条件。

7. 及时纠正异常情况。如发现贫血，要及时补充铁质；若发现下肢水肿，要增加卧床休息时间，把脚抬高休息；血压偏高时要按时服药。

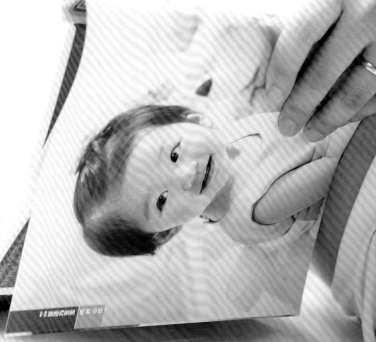

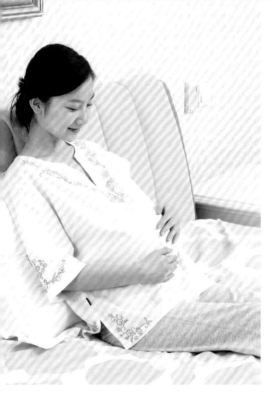

放松心情防早产：有早产史的孕妈妈，尽量放松心情，定期做好产检，有不适症状及时就医。

什么是早产

　　早产是指在满 28 孕周至 37 孕周之间的分娩，一般占分娩总数的 5%~15%。在此期间出生的体重在 1000~2499 克，且身体各器官未成熟的新生儿，称为早产儿。

什么时候易发生早产

　　早产多发生在孕 28~37 周，也就是孕 7~9 月。早产是发生新生儿死亡的重要原因之一，而且还会影响到宝宝神经系统的发育。因此，孕妈妈必须引起重视。早产的发生既有孕妈妈方面的原因，也有胎宝宝本身的原因。孕妈妈方面的原因主要有：严重贫血、胎膜早破、急性传染病、活动过多、持重物、外伤等。胎宝宝本身的原因包括：羊水过多、胎盘位置不正常、多胎、双胎等。

二胎会不会早产

　　年龄超过 35 岁的孕妈妈，发生早产的概率明显较高，有流产史，尤其是晚期流产史、反复流产、人工流产、引产或流产后不足 1 年又再次怀孕的孕妈妈，早产的可能性较大。

　　若第一胎早产，孕妈妈在生二胎的时候是有可能出现早产的情况。此时建议二胎孕妈妈放松心情，做好孕期保健和检查，有阴道出血、腹痛等症状时要及时就诊，以免贻误时机，造成遗憾。

>> 预防早产

孕 28 周开始，是早产多发期，孕妈妈应引起重视，预防早产的发生。

早产多久可以再孕

　　早产的孕妈妈，已经经历过一个妊娠的过程，身体各器官都会为适应怀孕而发生一系列相应的变化，如子宫逐渐增大变薄、卵巢增大、停止排卵、乳房增大；心肺负担和功能增强，心血排出量增加，血压发生变化，循环血容量增加；内分泌系统发生变化等。机体需要一段时间的调整才可能完全恢复这一系列的变化。早产的女性至少 3 个月后才可以恢复，而有些器官的完全恢复时间还要更长一些。此外，孕妈妈的心理还需要有一个调适过程，太早计划怀孕，反而会增加孕妈妈心理负担。因此最好在 1 年后再怀孕。

早产重在预防

最好的治疗就是预防，一般药物的效果在发病前均佳，而在早产产程进入后只有 2 天的效果，此时对孕 34 周前的胎宝宝可以考虑给予 2 针母体类固醇注射，以增加胎宝宝的肺功能。

早产的症状 ①阴道出血。②下腹部发紧变硬，至少每 10 分钟有 1 次宫缩，持续 30 秒以上，即为先兆早产。③温水样液体流出，出现早期破水。当出现以上 3 种情况之一时孕妈妈必须去医院检查。

哪些孕妈妈容易早产

怀孕时年龄小于 18 岁或大于 40 岁

孕前体重过轻或孕前体重超过 80 千克的孕妈妈

怀孕间隔太密，一般是指产后半年内再孕

曾发生过早产、早发阵痛及妊娠早期或中期流产

有不良产科病史的

轻松应对早产的方法

1. 常吃保胎食物

a. 应多吃鱼，鱼肉有预防早产的作用。

b. 嫩玉米中丰富的维生素 E 有助于安胎。

c. 葵花子里富含维生素 E，也有助于安胎。

d. 应多吃菠菜，菠菜被称为养胎佳品。

2. 不宜多吃的食物

a. 山楂。可加速子宫收缩，导致早产。

b. 木耳。活血化瘀，不利于胚胎的稳固和生长。

c. 杏。味酸性热，且有滑胎作用。

d. 薏仁。对子宫肌有兴奋作用，能促使子宫收缩，诱发早产。

e. 马齿苋。性寒凉而滑腻，对子宫有明显的兴奋作用，易造成早产。

f. 忌用茴香、花椒、胡椒、桂皮、辣椒、大蒜等热性调味料。

3. 静养

a. 初次分娩的不安等紧张情绪均可引起早产，要注意保持精神上的愉悦。

b. 意想不到的变故、烦恼，甚至于有时噪音都能引起早产。

c. 轻度疲劳也可引起早产，要注意避免睡眠不足，过度疲劳。

4. 不要刺激腹部

a. 严重的腹泻。严重的腹泻因排便时刺激子宫使其收缩加快，可引起早产。

b. 性生活。正常意义上的性生活与早产没有关系，但只要有一点点早产征兆，也应禁止性生活。

c. 长时间持续站立或下蹲的姿势，会使腹压升高、子宫受压，也可引起早产。

5. 不要碰到腹部

a. 不要跌倒。不要到人多的地方或错过上下班高峰，被人碰一下，就有跌倒的危险。

b. 保护腹部。不要拿重东西或拿高处的东西，以免碰到腹部。

6. 求助医生

a. 出现早产征兆后，尽早到医院接受检查。

b. 经医生诊断，如果确实有早产情况，医生会使用药物保胎，可以让胎宝宝在子宫内有更长的时间发育。

c. 这段时间可以用来促进未出生宝宝肺部及其他器官的成熟，降低早产宝宝出生时畸形的发生率。

d. 如果已经开始临产而且不能停止的话，医生就会马上准备好让孕妈妈顺利进行分娩。

如果产检时被告知有些异常，譬如贫血、脐带绕颈……孕妈妈一定要克服心理上的障碍，有问题及时解决，要相信，在现代医学技术下，即使有些小异常，只要小心处理，也能平安度过。下面我们就常见问题为孕妈妈释疑，希望对孕妈妈有帮助。

本月孕妈常见疑问与不适

🔥🔥🔥🔥 热点指数

问： *孕28周胎盘成熟度 II~III 级正常吗？*

答： 正常情况下，胎儿的生长速度与胎盘的成熟度应该是同步增长，胎儿足月以后胎盘成熟度才会达到 II~III 级，胎盘过早成熟属于异常情况，过早成熟的胎盘会减少血液的供应量，从而减少对胎儿的供氧及营养成分输入，影响胎儿的生长发育，胎儿可出现宫内窘迫，发育迟缓，甚至威胁生命。建议孕妈妈向产科医生寻求帮助，制订观察胎儿宫内情况的方案，定期吸氧，出现危险情况立即采取措施。

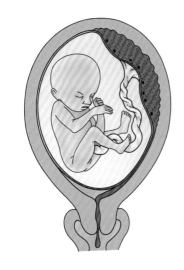

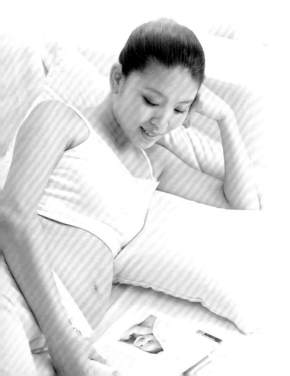

🔥🔥🔥🔥 热点指数

问： *脐带绕颈会不会勒坏胎宝宝？*

答： 许多孕妈妈听到脐带绕颈，首先想到的就是胎宝宝会不会被勒到。其实，脐带绕颈1周的情况很常见。脐带绕颈松弛，不影响脐带血循环，不会危及胎宝宝。脐带绕颈的发生率为20%~25%，也就是说，每四五个胎宝宝中就有1个生下来发现是脐带绕颈的。有很多绕了2圈甚至3圈的，出生后宝宝也都很好。当然，任何事情都有意外。如果脐带绕颈过紧，可使脐血管受压，致血循环受阻或胎宝宝颈动静脉受压。

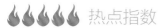 热点指数

问： *脐带绕颈后胎宝宝可以自己脱开吗?*

答： 胎宝宝是很聪明的，当有不适感时他会主动摆脱"窘境"。有时你在腹部轻轻拍打胎宝宝，胎宝宝会主动向另一侧运动，离开拍打部位。当脐带缠绕胎宝宝，而且缠绕较紧时，他会向周围运动，寻找舒适的位置，左动动、右动动，当胎宝宝转回来时，脐带缠绕自然就解除了。当然，如果脐带绕颈圈数较多，胎宝宝自己运动出来的机会就会少一些。

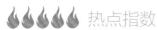 热点指数

问： *脐带绕颈可以改善吗?*

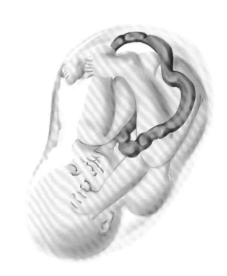

答： 检查发现胎宝宝脐带绕颈，没有异常的话，孕妈妈在家要经常数一下胎动，如果突然发生剧烈的大量胎动，赶紧去医院检查。胎宝宝发生脐带绕颈，孕妈妈要注意的就是减少震动，保持左侧卧位睡眠。如果不是必须要施行剖宫产的情况，不要因惧怕脐带绕颈的意外而要求剖宫产。

"胸膝卧位操应在医生指导下做，切不可自己在家进行。"

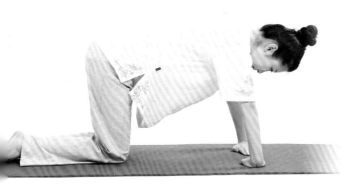

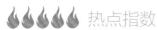 热点指数

问： *胎位不正怎样纠正?*

答： 纠正胎位不正要看孕妈妈是怀孕多少周了，如果是 32 周以前，且 B 超检查没有脐带绕颈，羊水量正常，有可能会纠正过来。一般采用每天做膝胸卧位操，做锻炼时最好有医生指导或者家属陪伴。每天 2 次每次 15 分钟。持续 1 周时间再复查看下胎位情况。如果已经大于 32 周或存在脐带绕颈的话，就没有办法纠正了。

一月

二月

三月

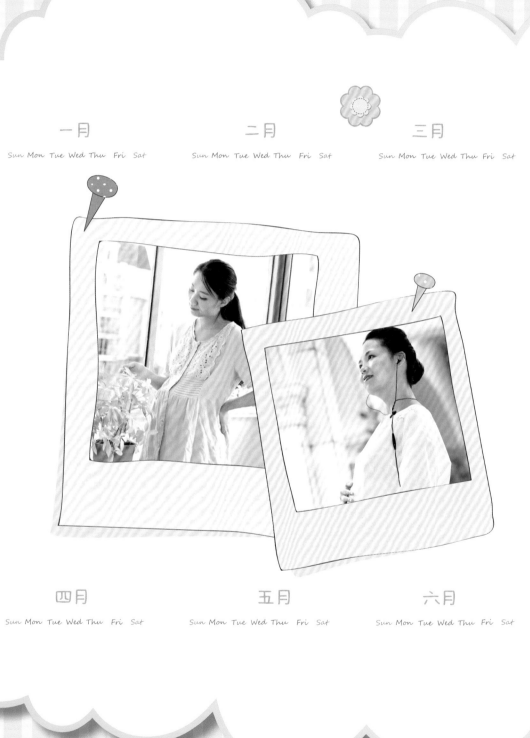

四月

五月

六月

七月
Sun Mon Tue Wed Thu Fri Sat

八月
Sun Mon Tue Wed Thu Fri Sat

九月
Sun Mon Tue Wed Thu Fri Sat

孕 8 月

宝宝，我们一起加油

从本月开始，进入孕晚期了，孕妈妈身体愈发显得笨重，胎宝宝开始对外界的光线有所反应，也更喜欢听准爸爸的声音了。每 2 周 1 次的常规产检仍要正常进行。

十月
Sun Mon Tue Wed Thu Fri Sat

十一月
Sun Mon Tue Wed Thu Fri Sat

十二月
Sun Mon Tue Wed Thu Fri Sat

孕8月产检全知道

>> 第8次产检项目

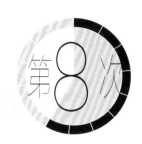

时间	29~30 周
必做项目	胎心监护、水肿检查、体重、血压、听胎心音等
特殊项目	胎位
小贴士	进入孕晚期，孕妈妈需要每 2 周做 1 次产检，以保证平安分娩

本月必做的项目

时间	项目	检查目的	标准值
孕 30 周后必查	胎心监护	动态监护胎宝宝 20 分钟内活动情况	胎动计数 >30 次 /12 小时为正常
16 周后必查	水肿检查	防止妊娠高血压	指压时下肢不凹陷且血压不偏高为正常
每月必查	体重	体重超标或过低，都不好	孕晚期每周可增加 500 克
每月必查	听胎心音	有无胎心，胎心速率是否正常	120~160 次 / 分
每月必查	血压	是否患有高血压或低血压	110/70~120/80 毫米汞柱
每月必查	尿常规	了解肾脏情况	尿蛋白及酮体为阴性
每月必查	血常规	检查有无贫血	正常范围内即可

以上产检项目可作为孕妈妈产检参考，具体产检项目和费用以各地医院及医生提供的建议为准。

你可能会做的特殊检查

经腹部或阴道检查胎位：进入孕晚期，在孕 28 周之前发现胎位不正的孕妈妈，此时需要进行胎位检查，以便查看胎位是否转为头位，以此来确定能否转正及选择分娩方式。

胎心监护，检测胎宝宝宫内情况

进入孕晚期，孕妈妈每次去产检的时候，医生都会要求做胎心监护。这是动态监测胎宝宝 20 分钟内活动情况的检查，可以了解胎宝宝的状态。

如发现胎宝宝的活动不明显，可能胎宝宝正处于睡眠状态，但也有可能表示胎宝宝有异常情况，医生会根据实际情况来进行判断。

检测的方法：孕妈妈坐在椅子上，背靠椅背，将超声波探头放在孕妈妈腹部胎心位置，固定后，动态监测胎动情况。一般监测不少于 20 分钟，在 20 分钟内若有 2 次胎动，且伴随胎宝宝心跳的加速达每分钟 15 次以上，持续至少 15 秒，则为正常；若胎动过少或无，则表示胎宝宝可能睡觉或缺氧。一般情况下，胎动过于频繁，胎心监护图往往呈现不连续的曲线。这时，医生会让孕妈妈过一会儿再来做测试。孕妈妈千万不要太着急，你的心情也会影响到胎宝宝，要放松心情再做。

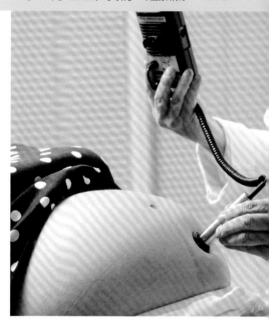

检测不到胎动时：孕妈妈可以多走动走动或爬楼梯，也能叫醒胎宝宝。

>> 一次过产检的小秘密

做胎心监护时要把胎宝宝叫醒

很多孕妈妈做胎心监护时都不是一次通过的，其实大多数时候胎宝宝并没有异常，只是睡着了而已。所以，孕妈妈在做检查前就要把胎宝宝叫醒。孕妈妈可以轻轻摇晃你的腹部或者抚摸腹部，把胎宝宝唤醒。也可以在检查前的 30 分钟内吃些巧克力、小蛋糕等甜食，宝宝或许会动一动。胎宝宝不动或者动得太多，都不能通过检测，需要重新做一次胎心监护。

胎心监护时选好姿势

孕妈妈不同体位对胎心监护的结果有明显影响。孕妈妈平卧时胎宝宝的缺氧情况明显高于左侧卧位时。胎盘血供情况直接关系胎儿的供氧，当母体平卧时，子宫压迫主动脉，子宫动脉供血减少，胎盘灌注减少，导致 NST 出现无反应型。

准爸爸要及时安慰焦躁的孕妈妈

做胎心监护时，有些孕妈妈可能不是一次过关的，被要求重做胎心监护的情况很常见。

胎心监护也许会做 1 小时，这很常见。每当排队时，胎宝宝动得挺欢，等到做检查时，反而不动了，反复地做胎心监护，这可能会令孕妈妈焦躁不安。这时，准爸爸应及时安慰孕妈妈，开导她，并陪孕妈妈多走走，鼓励孕妈妈放松心态，轻松做胎心监护。

>> 第 9 次产检项目

时间	31~32 周
必做项目	骨盆内测量、水肿检查、宫高腹围、胎心监护、体重、血压、血常规、尿常规、听胎心音
特殊项目	血钙检查
小贴士	做胎心监护时可能用的时间会长些，孕妈妈要有耐心

本月必做的项目

时间	项目	检查目的	标准值
孕 32 周左右	骨盆内测量	检查骨盆形态、大小	大小、形态正常
16 周后必查	水肿检查	防止妊娠高血压	指压时下肢不凹陷且血压不偏高为正常
孕 20 周后每月必查	宫高腹围	了解胎宝宝的大小及增长情况	宫高正常值：29（25.3~32.0）厘米 腹围正常值：89（84~95）厘米
孕 32 周左右	胎心监护	动态监护胎宝宝 20 分钟内活动情况	胎动计数 >30 次 /12 小时为正常
每月必查	听胎心音	有无胎心，胎心速率是否正常	120~160 次 / 分
每月必查	体重	体重超标或过低，都不好	孕晚期每周可增加 500 克
每月必查	血压	是否患有高血压或低血压	110/70~120/80 毫米汞柱

以上产检项目可作为孕妈妈产检参考，具体产检项目和费用以各地医院及医生提供的建议为准。

你可能会做的特殊检查

血钙检查：有的孕妈妈会有腿脚抽筋的症状，这可能是血钙水平低引起的，需要做血钙检查来诊断，这也有助于防范妊娠期高血压。

骨盆测量，顺产的前提

骨盆测量，是为了检查骨盆的大小和形态是否正常，这是胎儿能否通过骨盆顺利分娩的先决条件。

产道的通畅与否将直接关系到孕妈妈的安危，是整个分娩准备中与先天素质密切相关的内容。为了防止由于骨盆过于狭窄而引起的难产，医生会对孕妈妈进行骨盆测量。骨盆测量分为外测量和内测量，主要测量孕妈妈骨盆入口和出口的大小。医生会先为孕妈妈进行骨盆外测量，如果骨盆外测量各径线或某径线结果异常，会在孕晚期进行骨盆内测量，并根据胎儿大小、胎位、产力选择分娩方式。骨盆内测量时，医生会用食指和中指伸到孕妈妈的骨盆内，摸孕妈妈的骶骨结节。

关于骨盆测量的时间，并没有一定的限制。由于医院的不同，骨盆测量的时间也不太一样。有的医院会在第一次就诊时就测量，而大多数医院会在孕 28~34 周进行骨盆测量，还有一些医院会在孕 37~38 周再做一次测量。

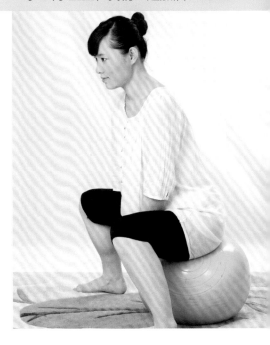

孕晚期的助产运动：试试借助分娩球做做运动，有助于锻炼腹部肌肉，活动骨盆。

>> 一次过产检的小秘密

骨盆内测量时要放松

在进行骨盆内测量时，有些孕妈妈会感到不舒服，甚至疼痛。所以，在医生检查时，孕妈妈应先做深呼吸运动，同时放松腹部肌肉。因为越紧张，医生的操作越困难，你的痛苦也越大，需要的时间也会更长。孕妈妈还应注意，在做测量时，不要大喊大叫，更不要把臀部抬得很高，这都会增加检查难度。这时孕妈妈需要做的就是放松、再放松。

测出骨盆狭窄先别忧心

随着孕周的增长，孕妈妈的韧带和肌肉会适应子宫的增大并为分娩做准备而进一步松弛，所以一些早期检查发现骨盆不够宽的孕妈妈在孕晚期再次检查时，也有骨盆变为正常的可能，所以孕妈妈千万别太担心。

血钙检查不是每个人都要做

孕晚期，有一些孕妈妈会出现腿脚抽筋，这往往是由于孕期血钙水平低造成的。出现这种状况的孕妈妈此时就需要检查血钙以确认抽筋原因。

孕期血钙水平低的原因主要是胎宝宝对钙的需求量增加，孕妈妈自身钙储存不足，胎宝宝就会抢夺母体钙质，导致母体血钙水平下降。孕期母体血钙水平下降，也叫低血钙，是引起妊娠期高血压的诱因，孕妈妈应及时补钙，纠正血钙水平低的状况，有助于降低发生妊娠高血压综合征的概率。

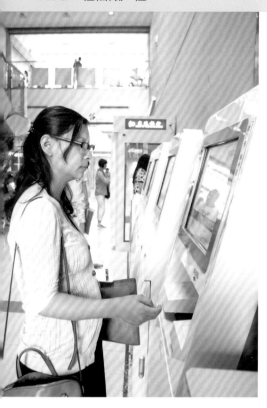

这样省时省力：孕妈妈可在自动取化验单的机器上取报告单，省去了窗口排队的麻烦。

>> 专家解读你的产检报告

孕妈妈想第一时间看懂报告单吗？别着急，听专家为你解读。

看懂你的血钙结果

小腿抽筋、牙齿松动的孕妈妈可检查血钙水平。血钙指血清中钙离子浓度，人体内的钙99%以上存在于骨骼和牙齿中。低钙将增加神经肌肉的兴奋性，导致肌肉收缩，发生腿抽筋或牙齿松动。低钙也是引起妊娠高血压的原因之一。血钙正常值在 2.1~2.75 毫摩尔 / 升，过高和过低都不利于母婴健康，一旦查出低血钙，孕妈妈应在医生建议下服用钙片或常吃富含钙的食物。

懂得胎位是否"转正"

之前胎位不正的孕妈妈这个月会通过 B 超或产道检查是否已变为头位。在孕 25~26 周时，约有 50% 的胎宝宝胎位不正，即胎宝宝的头在上面、脚在下面。但是有些胎宝宝会用自己的脚去踢子宫壁，在羊水中慢慢掉头，变成头在下、臀在上。过了孕 30 周以后，大约有 90% 的胎宝宝胎位是正常的。如果经检查，此时还没转过来，且羊水量适宜、无脐带绕颈，可在医生帮助下纠正。

看懂胎心监护报告单

胎心监护是检测胎儿宫内的活动情况。做监护时，孕妈妈背靠椅子坐着，进行约 20 分钟的胎心监护。下面我们来解读一下胎心监护报告单。

胎心监护报告单上主要有两条线，上面一条是胎心率，正常情况下波动在 120~160 次 / 分，一般表现为基础心率，多为一条波形曲线，出现胎动时心率会上升，从而出现一个向上突起的曲线，胎动结束后会慢慢下降。胎动计数大于 30 次 /12 小时为正常，胎动计数小于 10 次 /12 小时提示胎儿缺氧。下面一条表示宫内压力，在宫缩时会增高，随后会保持 20 毫米汞柱左右。

胎心过快或过慢不一定都有问题，医生会根据一段胎心监护的图纸进行评分，8~10 分为正常，7 分以下为异常。

看懂骨盆测量情况单

骨盆测量分为骨盆外测量和内测量。为了弄清骨盆的大小和形态，了解胎儿和骨盆之间的比例，产前检查时要测量骨盆。

骨盆的大小与分娩的方式、分娩的快慢等有密切的联系，狭小或者畸形的骨盆都有可能会引起难产。当骨盆检测为狭窄骨盆时，想要顺产的孕妈妈也别太过担心，因为还要结合狭窄骨盆的类型、程度，同时参考产力、胎儿大小、胎位、胎头变形程度以及胎心等因素，经过综合分析、判断才能最终确定分娩方式。

骨盆测量的指标 骨盆的大小，是指各骨间的距离，即骨盆径线的大小。骨盆径线的大小，有一个标准值，在测量骨盆径线大小时，只要结果在标准值范围内即可。这是因为因个体差异，每个人的骨盆径线大小是有一定差别的。骨盆形态正常，但各条径线均小于正常径线2厘米以上，可发生难产；若骨盆形态轻微异常，但各径线均大于正常低值径线，则可能顺产。

骨盆剖面图

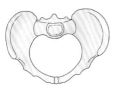 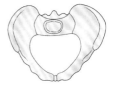 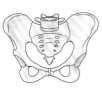 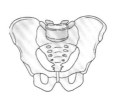

均小骨盆　　　漏斗形骨盆　　　骨盆入口狭窄　　　横径狭窄骨盆

骨盆测量正常值

检查项目	参考项目	正常值范围（厘米）	异常风险
骨盆外测量	髂棘间径（IS）	23~26	若骨盆出口狭窄，不利于顺利分娩
	髂嵴间径（IC）	25~28	
	骶耻外径（EC）	18~20	
	出口横径（TO）	8.5~9.5	
	出口后矢状径	8~9	
	耻骨弓角度	90°	
骨盆内测量	对角径（DC）	12.5~13	若骨盆狭窄，不利于顺利分娩
	坐骨棘间径（BD）	约为10	
	坐骨切迹宽度	5.5~5.6	

注：如骨盆外测量各径线或某径线异常，应在临产时进行骨盆内测量，并根据胎儿大小、胎位、产力选择合适的分娩方式。

孕8月保健指南

>> 孕期生活细节

到了第8个月，孕妈妈身体负担加大，可能出现腰痛或小腿抽筋，还会发生不规则的宫缩，肚子一阵阵发硬发紧，这是正常现象，孕妈妈要放松心态，正确应对。

宜警惕妇科炎症

随着体内孕激素的积累，孕晚期孕妈妈会发现阴道分泌物增多，此时要注意外阴的清洁卫生。如果此时出现瘙痒，白带增多，颜色及性状也发生了变化，并且有异味时，宜尽快去医院就诊，按医生指导护理、治疗。

积极预防腿脚抽筋

50%以上的孕妈妈在孕晚期会发生腿脚抽筋，这大部分是由于母体缺钙造成的。

孕期全程都需要补钙。尤其是在孕中晚期，孕妈妈的钙需求量更是明显增加，一方面母体的钙储备需求增加，另一方面胎宝宝的牙齿、骨骼钙化加速，都需要大量的钙。

当孕妈妈的钙摄入量不足时，胎宝宝就会争夺母体中的钙，致使孕妈妈发生腿脚抽筋、腰酸背痛等症状，甚至会导致软骨病。另外，孕晚期腿部肌肉负担加大，会使血液循环不畅，也是造成腿易抽筋的原因。寒冷、过度劳累也会使腿部肌肉发生痉挛。腿脚抽筋让孕妈妈很不舒服，要积极预防。

>> 缓解 腿脚抽筋的妙招

● **继续遵医嘱补充钙片。**每天总量为1500毫克左右。

● **应适当进行户外活动。**多进行日光浴。

● **饮食要多样化。**多吃海带、木耳、芝麻、豆类等含钙丰富的食物，如海带炖豆腐、凉拌木耳、炒圆白菜、鱼头炖豆腐等。

● **睡觉时调整好睡姿。**采用最舒服的侧卧位，并且注意下肢的保暖。

● **抽筋发生时这样做。**可先把腿绷直，然后把抽筋的脚使劲往回扳，一两分钟后就会缓解。

● **用熬煮的生姜水泡脚或热敷。**用温热的毛巾热敷一下小腿，可以使血管扩张，减少抽筋。用熬煮的生姜水泡脚也是一个不错的方法。

孕妈妈要补钙

孕晚期胎宝宝增长速度加快，骨骼、肌肉发育所需的钙质大大增加，孕妈妈每日摄入钙质应增加到1500毫克，不仅要多吃一些富含钙的食物，如鸡蛋、虾皮、豆制品、瘦肉等，每天早起、临睡前可再喝2杯牛奶。必要时还可以通过吃钙片来获得所需的钙质。

孕妈妈吃鱼肝油需谨慎

鱼肝油中的维生素 D 可帮助孕妈妈吸收钙质，所以很多孕妈妈都会在孕期吃鱼肝油，但孕妈妈吃鱼肝油时宜谨慎。鱼肝油中含有丰富的维生素 D 和维生素 A，孕妈妈长期服用鱼肝油会导致维生素 D 和维生素 A 摄入量过多。

孕妈妈维生素 D 摄入过多，会加快胎宝宝骨骼硬化速度，引起主动脉硬化，也会增加孕妈妈和胎宝宝的肾脏负担。

维生素 A 摄入过多可导致孕妈妈食欲减退、皮肤发痒、头痛、精神烦躁等，也不利于胎宝宝的生长发育。

自我纠正胎位的做法

1. 膝胸卧位操。适用于怀孕 30 周后，胎位仍为臀位或横位者。于饭前或饭后 2 小时，或于早晨起床及晚上睡前做，应先排空膀胱，松开裤带或腰带。

双膝稍分开（与肩同宽）跪在床上，双膝蜷成直角，胸肩贴在床上，头歪向一侧，双手放在头的两侧，形成臀部高头部低的位置，两者高低差别越大越好，以使胎儿头顶到母体横膈处，借重心的改变来纠正胎儿方位。每日做 2 次，每次 15~20 分钟，1 周后复查。

2. 侧卧位转位法。适合胎位为横位或枕后位的孕妈妈。休息时采取侧卧姿势，身体卧于胎宝宝身体肢侧，利用重力作用使胎头进入骨盆。侧卧时还可以向侧卧方向轻轻抚摸腹壁。每日 2 次，每次 15~20 分钟。

需要特别注意，不管是哪种方法，都应该在医生的指导下进行。

孕晚期禁止性生活

孕晚期，孕妈妈腹部明显，身体笨重，腰背酸痛，子宫敏感性增加，任何外来刺激或轻度冲击都可能引起子宫收缩。此外，孕晚期胎宝宝发育接近成熟，子宫下降，子宫口逐渐张开，羊水感染的可能性较大，所以不宜进行性生活。

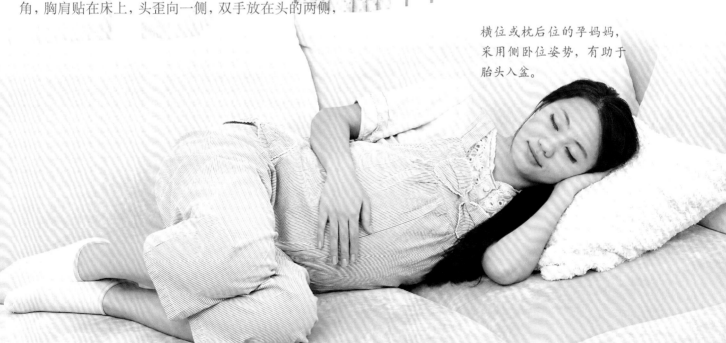

横位或枕后位的孕妈妈，采用侧卧位姿势，有助于胎头入盆。

>> 做好分娩前的心理准备

随着预产期的临近，大多数孕妈妈内心越发忐忑不安，孕妈妈要调整好自己的心态。

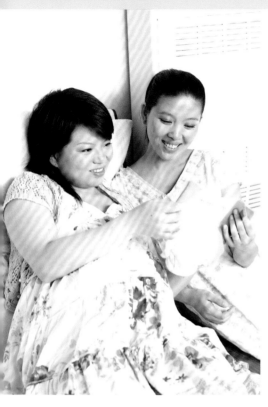

分散坏情绪：孕妈妈可以与过来人聊聊宝宝的事情，比如纸尿裤怎么用，应该买多大的等，以分散注意力。

过于恐惧分娩对孕妈妈不利

孕妈妈在产前过于恐惧，会使身体产生过多的应激激素，这样一来，疼痛就会增加，产程也会拖更久，对分娩不利，甚至会造成难产。焦虑、恐惧等不良情绪均可造成产妇大脑皮质功能紊乱，使得子宫收缩不协调、宫口不开、产程延长等。因此，孕妈妈必须保持良好的情绪，为分娩做好充分的心理准备。

好情绪才能孕育出好宝宝

孕妈妈的不良情绪不利于胎宝宝的健康和心智发育，因此，孕妈妈要尽量保持一个好心情。经常保持良好情绪的孕妈妈，体内的有益物质会让孕妈妈的身体处于最佳状态，十分有益于胎盘的血液循环供应，促使胎宝宝稳定地发育。孕妈妈的好心情还能使自己食欲增强，预防孕期抑郁，有利于安胎和养胎。

孕妈妈都在焦虑些什么

每个孕妈妈都会有焦虑，懂得了这些，孕妈妈就不会感到是孤军奋战了，从而有了信心，坦然面对生产时的一切，并积极找到解决办法。

1. 担心分娩时会有生命危险。

2. 害怕分娩的疼痛，无法选择是剖宫产还是自然分娩。

3. 担心住院以后看到医护人员的态度不好及其他产妇的痛苦状况。

4. 因担心超过预产期而出现意外。

5. 在选择母乳喂养还是人工喂养的问题上举棋不定。

6. 分娩的日子很快到来，因担心自己无法胜任妈妈的角色而产生忧虑。

其实，生育能力是女性与生俱来的能力，分娩也是正常的生理过程，而胎宝宝也都很强壮，绝大多数孕妈妈都能顺利自然地迎接健康的宝宝，孕妈妈应放松心态。孕期多学习有关孕产知识，增加对自身的了解，增强生育健康宝宝的信心。

心情放松很重要

孕妈妈越临近生产，越宜保持积极乐观的心态。还有 2 个月就要胜利了，孕妈妈要坚持，要有自信。乐观积极和轻松的心态，对孕育的帮助非常大。母子连心，要相信你的期待、内心的惊喜，腹中的小宝贝是最能体会到的。

准爸爸要做孕妈妈的心理疏导师 准爸爸是孕妈妈最亲密的爱人。当孕妈妈出现情绪波动时，准爸爸切不可冷处理，要多关心孕妈妈，对于孕妈妈担忧的事情可以多和她聊聊，充分沟通，解开心中郁结。只有了解了孕妈妈的心理需求，对于她的情绪波动及时加以开导，才能让孕妈妈摆脱不必要的担忧，重新快乐起来。

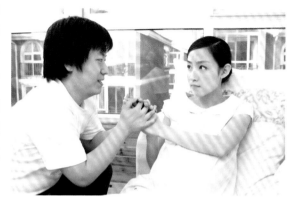

心理减压的办法

进入孕晚期以后，孕妈妈身体负担接近高峰，加上分娩日期的临近，许多孕妈妈会产生一种兴奋与紧张的矛盾心理，出现情绪不稳定、精神压抑等心理问题，此时，一方面孕妈妈要进行自我心理排解，另一方面准爸爸和其他家人也要帮助孕妈妈从焦虑中走出来。

1. 不必过分担心胎宝宝

a. 要相信胎宝宝，只要产检都正常，胎宝宝就会健康。

b. 不要用小概率的思考方式来对待问题，一点很小的事情，就担心会给胎宝宝的未来造成巨大影响。如果产检医生告诉你没有问题，就不需要将小概率放大，给自己增加压力。

2. 协调好家庭关系，好心情源于好的家庭氛围

a. 孕妈妈遇到不愉快的事不要自怨自艾，应以开朗明快的心情面对问题。

b. 对家人要心存宽容和谅解，不是原则性的事情就可以大事化小、小事化了。

c. 和家人一起准备宝宝出生用品，或装扮婴儿房间，就在这点点滴滴中和睦家庭氛围，创造自己的好心情。

3. 多与人交流缓压

a. 找周围的孕妈妈或者妈妈一起聊聊，询问别的孕妈妈是否有同样的感觉或是如何度过这段时期的。

b. 感觉自己有不良情绪时，要向丈夫、家人、医生或朋友倾诉，倾诉本身就是一种减压方式。

4. 多一些生活情趣

a. 享受音乐，优美的音乐可以使孕妈妈精神愉悦。

b. 读一本好玩的小说或漫画书。

c. 练习书法，陶冶性情、静心养性。

5. 做做缓压运动

a. 调暗室内灯光，平躺，不考虑任何事情。

b. 伸展脚趾，感到牵拉力后慢慢放松，再摇动数下。

c. 尽量向上提肩，保持一段时间后再放下，反复进行。

d. 口微微张开，绷紧面部肌肉，然后放松，反复进行。

e. 放松一会儿，体会身体的感觉。在深呼吸和静息间感受身体的变化。

对于产检结果要给予足够的重视，但不要大惊小怪。即使是发生了与别人不一样的现象，只要不会危及你和宝宝的健康，就不用过分担心。因为人与人之间存在个体差异，在正常范围内出现小小的差别是不足为奇的。

在例行的产检中，孕妈妈可能会被告知有骨盆狭窄、胎儿缺氧等问题，这些可能影响孕妈妈的心情，也令孕妈妈担心不已。这时，孕妈妈千万不要焦虑、急躁，应按照医生的指导正确处理。

本月孕妈常见疑问与不适

🔥🔥🔥🔥🔥 热点指数

问： *骨盆狭窄能顺产吗？*

答： 骨盆狭窄不利于顺产，但是能否顺产，要根据胎儿双顶径、胎位、有无脐带绕颈、骨盆大小、产力、产道等因素来决定。具体情况要等临产时医生根据各种检查结果方才知道。切不可刻意要求顺产，要遵循医生的建议，他们会给出一个对孕妈妈和胎宝宝都十分有利的分娩方案。

🔥🔥🔥🔥 热点指数

问： *孕期肚皮痒是怎么回事？*

答： 怀孕期间，因孕激素分泌的影响，或者体内胆汁淤积，孕妈妈可能会出现全身或局部性皮肤瘙痒。孕妈妈出现皮肤瘙痒，不可疏忽大意。如果情况不严重，孕妈妈可以不必理会，待分娩后，痒感就会消失。孕妈妈若觉得不舒服，可以涂些润肤乳，滋润皮肤，缓解瘙痒症状。若情况严重，令孕妈妈坐卧难安，应引起重视，及时到医院检查，排除因病毒感染而引起的皮肤病，或妊娠胆汁淤积综合征。如肝功能检查中总胆汁酸值高，通常需要在医生的指导下进行治疗或缓解。

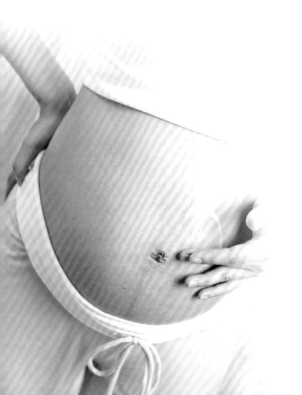

🔥🔥🔥🔥🔥 热点指数

问： *孕妈妈呼吸急促怎么办？*

答： 孕晚期，由于增大的子宫顶到胸膈膜，并压迫到肺部，会使孕妈妈呼吸急促，这是正常现象，孕妈妈不用太担心。当胎头降入盆腔后，这种状况就会好转。此时孕妈妈可放松自己，常做深呼吸，平日多出去走走，呼吸一下外面的新鲜空气。不过，如果孕妈妈呼吸急促，同时还出现了胸痛，或者嘴唇、手指发紫的情况，应立即去医院检查。

🔥🔥🔥🔥🔥 热点指数

问： *孕 8 月出现宫缩正常吗？*

答： 进入孕 8 月，有些孕妈妈会感到腹部一阵阵发紧，摸起来变得硬硬的，就像"宫缩"一样，而出现的时间一般没有规律，程度时强时弱。如果只是偶尔出现，持续时间不长，没有出血现象，孕妈妈不用担心，这有可能是"假宫缩"，是由于胎头下降，子宫下部受到牵拉刺激导致的。不过，如果这种现象频繁出现，应立即到医院就诊。

🔥🔥🔥🔥🔥 热点指数

问： *胎儿有些缺氧该怎么办？*

答： 导致胎儿缺氧的因素有 2 种，孕妈妈可根据不同原因采取不同措施。① 母体因素：孕妈妈有妊娠高血压、重度贫血症状时，会导致胎儿缺氧。此时可根据孕妈妈疾病程度，看胎儿缺氧状况改善情况，若能改善，则采取措施改善。若不能，要在医生建议下采取剖宫产。② 胎盘、脐带因素：脐带缠绕、过长、过短、扭转和胎盘功能低下等。此时孕妈妈要卧位休息，定时吸氧，并及时监测胎宝宝情况，若发现缺氧情况严重，要及时采取措施。

"宫缩出现得比较频繁时，孕妈妈需要及时到医院，请医生检查一下。"

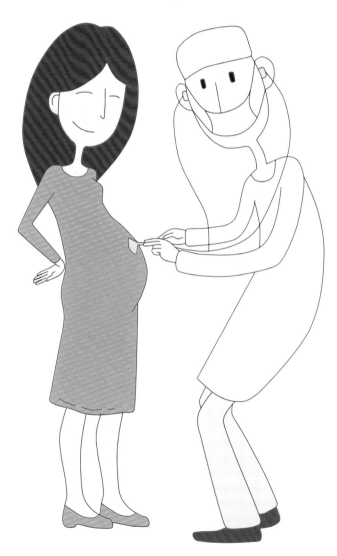

一月

Sun Mon Tue Wed Thu Fri Sat

二月

Sun Mon Tue Wed Thu Fri Sat

三月

Sun Mon Tue Wed Thu Fri Sat

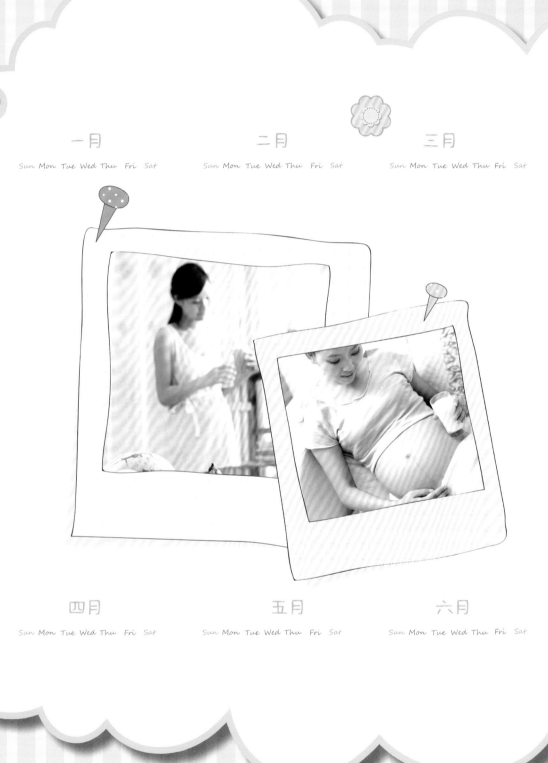

四月

Sun Mon Tue Wed Thu Fri Sat

五月

Sun Mon Tue Wed Thu Fri Sat

六月

Sun Mon Tue Wed Thu Fri Sat

七月
Sun Mon Tue Wed Thu Fri Sat

八月
Sun Mon Tue Wed Thu Fri Sat

九月
Sun Mon Tue Wed Thu Fri Sat

孕9月

静静等待宝宝的到来

胎宝宝已经占满了整个子宫空间，开始为分娩做准备了。孕妈妈越来越感到疲倦了，各种不适症状也会不期而至。便秘、痔疮、静脉曲张等不适会困扰着孕妈妈，胎宝宝的成长状况也牵动着孕妈妈的心。

十月
Sun Mon Tue Wed Thu Fri Sat

十一月
Sun Mon Tue Wed Thu Fri Sat

十二月
Sun Mon Tue Wed Thu Fri Sat

孕 9 月产检全知道

>> 第 10 次产检项目

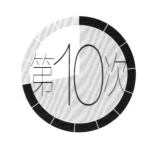

时间	33~34 周
必做项目	胎心监护、水肿检查、体重、血压、听胎心音
特殊项目	B 族链球菌检查
小贴士	孕 9 月孕妈妈需要每 2 周做 1 次产检，以密切观察胎宝宝的状态

本月必做的项目

时间	项目	检查目的	标准值
孕 16 周后必查	水肿检查	防止妊娠高血压	指压时下肢不凹陷且血压不偏高为正常
孕 32 周后必查	胎心监护	动态监护胎宝宝 20 分钟内活动情况	胎动计数 >30 次 /12 小时为正常
每月必查	听胎心音	有无胎心，胎心速率是否正常	120~160 次 / 分
每月必查	体重	体重超标或过低都不好	孕晚期每周可增加 500 克
每月必查	血压	是否患有高血压或低血压	110/70~120/80 毫米汞柱
每月必查	尿常规	了解肾脏情况	尿蛋白及酮体为阴性
每月必查	血常规	检查有无贫血	正常范围内即可

以上产检项目可作为孕妈妈产检参考，具体产检项目和费用以各地医院及医生提供的建议为准。

你可能会做的特殊检查

B 族链球菌检查：B 族链球菌在孕期对母体和胎儿都是无害的，但在分娩时，可能会感染新生儿，使新生儿发生败血症、气喘等。如果确诊感染，可在分娩前至少 4 个小时打抗生素，可以防止宝宝被感染。

>> 第 11 次产检项目

时间	35~36 周
必做项目	宫高腹围、胎心监护、水肿检查、体重、血压、听胎心音、血常规、尿常规
特殊项目	肛肠外科检查、静脉曲张
小贴士	本月，有痔疮或静脉曲张的孕妈妈可能需要到外科做检查，不同于产科的流程，准爸爸应提前到外科咨询一下挂号、就诊、检查等事项，以防临时去医院手忙脚乱

本月必做的项目

时间	项目	检查目的	标准值
孕 16 周后必查	水肿检查	防止妊娠高血压	指压时下肢不凹陷且血压不偏高为正常
孕 20 周后每月必查	宫高腹围	了解胎宝宝的大小及增长情况	宫高正常值：32（29.8~34.5）厘米 腹围正常值：92（86~98）厘米
孕 32 周后必查	胎心监护	动态监护胎宝宝 20 分钟内活动情况	胎动计数大于 30 次 /12 小时为正常
每月必查	听胎心音	有无胎心，胎心速率是否正常	120~160 次 / 分
每月必查	体重	体重超标或过低都不好	孕晚期每周可增加 500 克
每月必查	血压	是否患有高血压或低血压	110/70~120/80 毫米汞柱

以上产检项目可作为孕妈妈产检参考，具体产检项目和费用以各地医院及医生提供的建议为准。

你可能会做的特殊检查

1. 肛肠外科检查。孕晚期，许多孕妈妈会有便秘、痔疮困扰，进行肛肠外科检查，可以帮助诊断痔疮，并在医生指导下及时治疗。

2. 静脉曲张。孕晚期，由于某些孕妈妈的体质关系，下肢大静脉、骨盆部分的静脉受到增大的子宫的压迫，血液循环不良，加上黄体激素的增加，使原本紧张的静脉松弛，致使静脉曲张产生。如果只是轻微的青筋，一般不需要特殊的治疗，但如果静脉曲张严重，易发生炎症，有疼痛感，则需要就诊。

>> 一次过产检的小秘密

孕妈妈都希望做产检时能顺利，下面的小秘密孕妈妈不妨在产检前就记于心间，可省去不少事儿。

分清正常水肿和异常水肿

若水肿范围局限在膝盖以下，经过一夜睡眠可以消退，而不伴有血压升高或蛋白尿者，属正常现象。

如果水肿范围较大，由踝部及小腿延至膝以上，甚至外阴部、腹部、上肢、颜面部等，且经过卧床休息

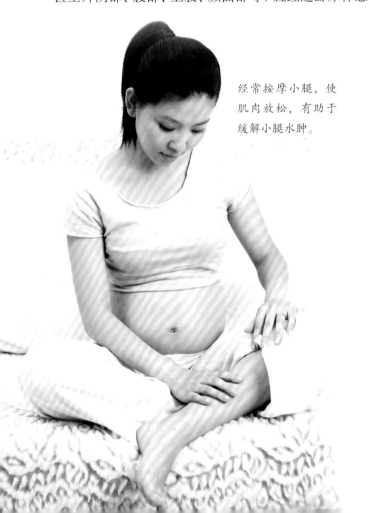

经常按摩小腿，使肌肉放松，有助于缓解小腿水肿。

6~8 小时后仍不消退，且最近体重上升快，孕妈妈一定要重视，此时需结合血压和蛋白尿状况让医生判断是否患上了妊娠高血压综合征，以争取及早治疗。

这样安排产检省时间

1. 提前了解检查项目。本月，有痔疮的孕妈妈可能需要到外科做检查，不同于产科的流程，准爸爸应提前到外科咨询一下。临检查时，准爸爸也应包揽排队、挂号、取化验单等事情。另外，孕妈妈可能会因为身体不适而烦躁，准爸爸应在陪检时，多安慰她，讲些小笑话，转移她的注意力。医生的医嘱要仔细听，认真记下，回家后也要监督孕妈妈按医嘱执行。

2. 提前安排好出行。如果产检项目较多，准爸爸应帮孕妈妈规划好。提前选择好交通工具、安排好去医院的时间；到医院后，孕妈妈在做这一项检查的时候，准爸爸可以到别的科室挂号、取号、排队候诊；待排到孕妈妈的号时，准爸爸可通知她来就诊。孕期的产检有时很繁琐，时间没安排好，可能当天就不能出结果，第 2 天还得再跑去一趟，很是麻烦。因此，准爸爸提前安排好出行及检查，可以节省不少时间，减少不必要的麻烦。

>> 专家解读你的产检报告

还有 1 个月宝宝就要出生了，孕妈妈更加注重产检了，有水肿和静脉曲张的孕妈妈也非常关心自己的情况，来看看专家怎么说吧。

看懂 B 族链球菌检查报告

如果孕妈妈携带 B 族链球菌，在经阴道分娩时，容易导致新生儿感染，从而诱发新生儿异常情况，如新生儿败血症、气喘等。所以，一般在孕 35~37 周，医生会要求孕妈妈做 B 族链球菌检查，以检查孕妈妈是否携带 B 族链球菌。通常 B 族链球菌检查的方法是，采用阴道和直肠取样检查。孕妈妈在拿到 B 族链球菌检查报告单时，可以看一下结果一栏，如果显示为阴性，说明没有携带 B 族链球菌；如果为阳性，需咨询医生。

了解静脉曲张

如果孕妈妈出现了静脉曲张，会随着怀孕时间的增加出现越来越严重的倾向，轻型的静脉曲张仅表现为水肿部位的静脉略有青筋而已，没有其他特别的症状，生活上注意防治就可以。但如果孕妈妈感觉静脉曲张部位有发痒疼痛感，而且范围扩大，从大腿的根部到外阴部和阴道壁等处时，则要及时诊治。

了解你的水肿状况

医生会用手指按压腿部，若指压时有明显凹陷，恢复缓慢，表明出现水肿。若休息后水肿不消退，应测量血压。若水肿严重，还会采用以下方法来检查：24 小时尿蛋白定量、血常规、血沉、血浆白蛋白、血

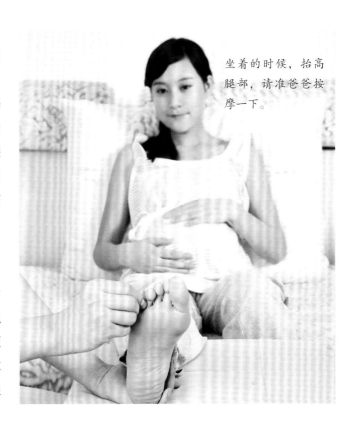

坐着的时候，抬高腿部，请准爸爸按摩一下。

尿素氮、肌酐、体液免疫、心电图、心功能测定、肾脏 B 超。水肿检查单上常有以下几种数据。

水肿部位：可出现在手、脚、腿及全身。

水肿原因：生理性水肿、病理性水肿。

诊断结果：往往提示是哪种类型的水肿。

孕 9 月保健指南

>> 孕期生活细节

这个月，孕妈妈感觉很吃力，浑身没劲不想动。追随孕妈妈的还有便秘、痔疮等不适，那么生活中如何处理这些问题呢？

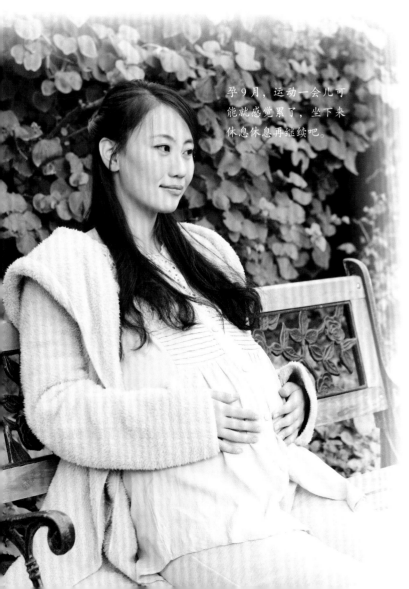

孕 9 月，运动一会儿可能就感觉累了，坐下来休息休息再继续吧。

便秘要引起重视

一般情况下，3 天不排便就是便秘了，而有些孕妈妈即使只有 1 天不排便，也会觉得很痛苦，这也是便秘。而由便秘引发的痔疮更让孕妈妈苦不堪言，所以孕妈妈要引起重视。

便秘使孕妈妈肠静脉的血液回流不畅，时间久了会引起肠壁静脉曲张；便秘还会导致肠胀气，因为排出不畅，腹内压力增加，容易形成痔疮；同时，肠道产生的毒性物质被人体再次吸收后，会引起头痛、疲倦、失眠及神经功能紊乱等。孕妈妈如果长期便秘，毒素积累，容易诱发各种不适症状。

孕晚期彻底静养要不得

虽然到了孕晚期，沉重的腹部使孕妈妈更加懒于行动，更易疲惫，但还是要适当活动，现在离临盆还有一段时间。适当的运动能增强孕妈妈腹肌、腰肌和骨盆底肌的能力，使胎宝宝及与分娩直接有关的骨盆关节和肌肉得到锻炼，为日后的顺利分娩创造有利的条件。

预防及缓解痔疮的措施

1. 养成定时排便的良好习惯，预防便秘，才能预防痔疮的发生。

2. 温水坐浴及软膏栓剂治疗为主。孕妈妈使用软膏栓剂时，一定要在医生的指导下进行，不能擅自用药，另外，一些含有类固醇和麝香的药物应尽量避免使用。

3. 可做肛门保健。并拢大腿，吸气时收缩肛门，呼气时放松肛门。如此反复，每日 3 次，每次 30 下，以增强骨盆底部的肌肉力量，有利于排便和预防痔疮发生。

4. 不要长时间坐着或站着。

5. 注意肛门卫生，便后用温水清洗肛门。

多吃富含维生素 K 的食物

维生素 K 具有促进血液正常凝固、防治新生儿出血疾病等作用，而孕妈妈的维生素 K 营养水平将直接影响着宝宝出生后维生素 K 的水平。孕晚期，孕妈妈适当补充富含维生素 K 的食物，可预防产后大出血，同时也能预防宝宝出生后因维生素 K 缺乏引起的出血疾病。绿叶蔬菜、瘦肉、动物肝脏中含有丰富的维生素 K，孕妈妈可适当多吃一些。

不要盲目控制饮食

很多孕妈妈在孕晚期猛然发现体重超标，便临时起意，想通过克制饮食的方法来控制体重，这种做法无论是对孕妈妈健康、胎宝宝的发育，还是日后的分娩都是不好的。孕晚期，胎宝宝体重增加非常快，需要充足的营养支持，孕妈妈宜保证充足的营养。如果此时确实出现了体重超标问题，孕妈妈也不要慌，可

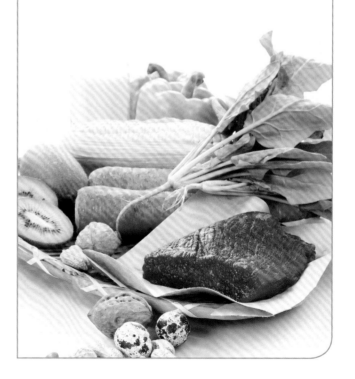

>> **缓解**便秘的措施

● **喝足够量的水。**每天 6~8 杯，如果你不喜欢喝白开水，也可以用新鲜的果汁、蔬菜汁代替。

● **多吃富含膳食纤维的食物，加速胃肠蠕动。**粗粮如小米、玉米；蔬菜和水果如芹菜、菠菜、木耳、苹果、香蕉等。

● **忌吃辛辣刺激食物。**如辣椒、葱、蒜等。

● **养成定时排便的好习惯。**一有便意马上如厕，及时应答身体的信号，不至于让你的肠道越来越懒。

以咨询医生或营养师，根据自己的情况制订科学的食谱。不过，孕妈妈也应认识到，想要在孕 9 月立即减掉超标的体重也是不现实的。如果在孕期没有控制好体重，孕晚期适当控制，其他的顺其自然就好。

>> 做一做助产的运动

为了减轻分娩的困难，孕妈妈可从孕 9 月开始，做做下面的助产运动。

下肢运动

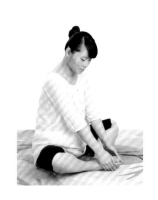

1. 盘腿坐在地上，背部尽量挺直，双手握住脚掌，使两脚脚底靠在一起。大腿外侧下压，数 5 下放松，重复 10 次。

2. 靠墙坐在矮椅子上，双脚尽量分开，持续约 15 分钟。

3. 每天可进行 2~3 次。

    小提示：这个运动有助于增强背部肌肉力量，使下肢关节更为灵活，有助分娩。

骨盆运动

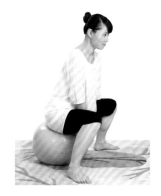

1. 坐在圆球上，张开双腿。

2. 将球向后推，同时身体向前倾，以不压迫腹部为宜。

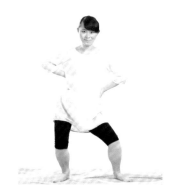

1. 站立，双腿分开与肩同宽，膝盖自然弯曲，双手放在腰间。

2. 边呼气边左右或前后运动骨盆。

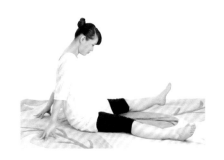

1. 坐在地上，两腿最大限度地张开，双臂分别向左右伸展。

2. 整个身体向前倾，然后向后仰。反复几次。

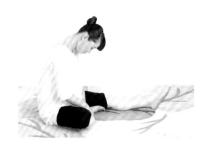

1. 坐在地上，一条腿伸直，另一条腿向内弯曲，手自然握住腿。

2. 上身慢慢向下弯，以能弯曲到最大程度为限。

青蛙姿势

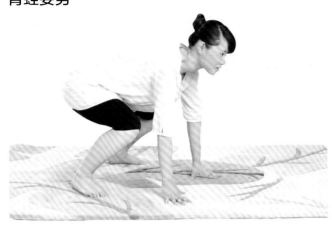

下蹲，双腿分开与肩同宽，双手撑在地面上。臀部往上提，直到胳膊完全伸直。

马步姿势

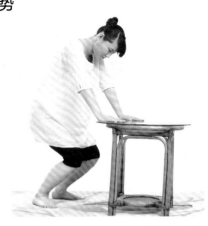

1. 手扶桌沿，双脚平稳站立，慢慢弯曲膝盖，骨盆下移，双腿膝盖自然分开直到完全屈膝。

2. 慢慢站起来，用脚力往上蹬，直到双腿及骨盆全部直立为止，重复数次。

划腿运动

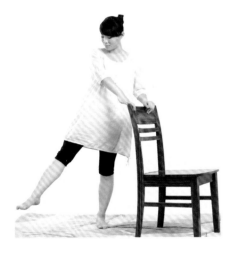

1. 用手扶椅背，右腿固定，左腿做 360° 转动（画圈）。

2. 还原，换腿做。早晚各做 5~6 次。

腰部运动

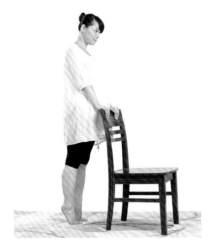

1. 用手扶椅背，慢吸气，同时手臂用力，脚尖立起，腰部挺直，使下腹部紧靠椅背。

2. 慢慢呼气，手臂放松，脚还原。

3. 早晚各做 5~6 次。

抬腿运动

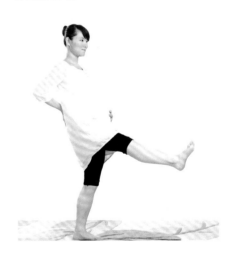

1. 自然站立，将一条腿用力提至 45°，脚腕稍微向上翻。

2. 换腿，重复做。

孕 9 月产检后，孕妈妈是否又有了某些疑问，是不是担心身体的某些不适会影响到胎宝宝？别着急，一起来了解一下这段时间孕妈妈最关心的问题。

本月孕妈常见疑问与不适

🔥🔥🔥🔥 热点指数

问： *孕晚期腹胀怎么办？*

答： 到了孕晚期，胎宝宝所需的血流量达到高峰，孕妈妈腹胀次数增加。如果感觉腹胀，那是身体在提醒孕妈妈该休息了。孕妈妈首先要做的就是休息一下。早上醒来时感觉腹胀，不要着急起床，稍微休息一下，感觉好点后再起床。如果休息了 1 小时后，腹胀依然得不到缓解，则可能是因某种病症刺激子宫造成的，应去医院检查。

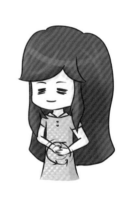
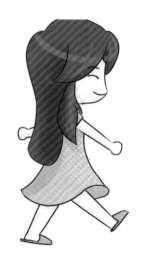

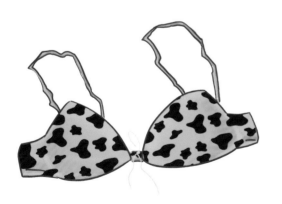

🔥🔥🔥🔥 热点指数

问： *出现呼吸不畅，如何缓解？*

答： 进入孕晚期，孕妈妈走路越来越不方便，走路不多就会出现上气不接下气的现象，尤其是上楼梯，更感觉到非常吃力。这是由于不断膨胀的子宫令胸腔空间变得狭小而引起的。孕妈妈平时外出或工作时，应佩戴宽松的文胸，到家了就不要穿了，这样可以保持呼吸顺畅。但如果症状逐渐加重，不能平卧，则应该尽快去医院检查。

🔥🔥🔥🔥🔥 热点指数

问： *总是难以入眠怎么办?*

答： 难以入眠的原因有很多，包括心理原因、尿频、抽筋以及胎动影响等。孕妈妈失眠时，需要准爸爸给予更多的体贴与关怀。对于小腿抽筋的情况，一要注意孕妈妈是否缺钙，二要注意腿不能受凉。很多胎宝宝晚上胎动很多，也影响到孕妈妈的休息，解决的方法就是调整胎宝宝的生物钟，孕妈妈也要养成良好的睡眠习惯，早睡早起，睡觉前不要看情节紧张的书或电视，不熬夜、不睡懒觉。

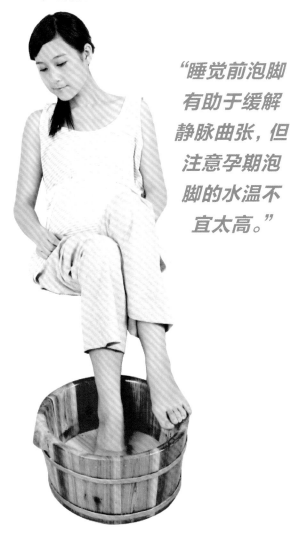

"睡觉前泡脚有助于缓解静脉曲张，但注意孕期泡脚的水温不宜太高。"

🔥🔥🔥🔥🔥 热点指数

问： *下肢静脉曲张用不用治疗?*

答： 如果是轻微的静脉曲张，没有其他特别的症状，不需特别治疗，只要不加重即可，但必须注意防治。措施有：避免长时间站立，休息时尽量把脚抬高；睡觉前泡脚，睡觉时在脚下垫一个枕头，将水肿的部位抬高；也可以穿弹力袜，但不要过紧，以免弄破皮肤形成溃疡；少吃辛辣刺激食物，多吃富含维生素 B_1、维生素 C 的食物，它们可以预防血管病。分娩结束后，静脉曲张一般会随着子宫的自然回缩、静脉血液回流的顺畅而逐渐消失，所以孕妈妈不用过于担心。

🔥🔥🔥🔥🔥 热点指数

问： *肚子痛是要临产了吗?*

答： 孕晚期，有的孕妈妈会感到子宫收缩，并伴随腹痛，但在床上休息一会儿后发现疼痛缓解了，肚子也变软了，这种情况是假性临产。如果孕妈妈感觉到子宫有规律地收缩，5分钟左右1次，并伴随着肚子发硬的情况，一般是临产征兆。此时孕妈妈应通知家人，并拿好待产包去医院。

一月
Sun Mon Tue Wed Thu Fri Sat

二月
Sun Mon Tue Wed Thu Fri Sat

三月
Sun Mon Tue Wed Thu Fri Sat

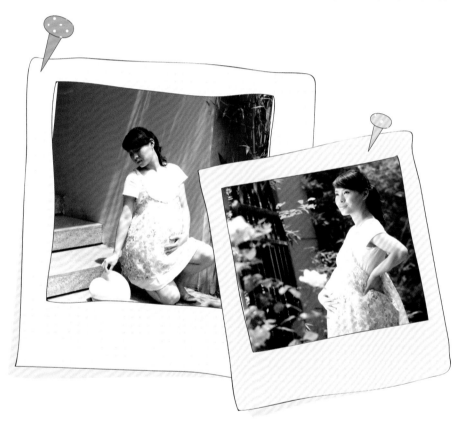

四月
Sun Mon Tue Wed Thu Fri Sat

五月
Sun Mon Tue Wed Thu Fri Sat

六月
Sun Mon Tue Wed Thu Fri Sat

七月
Sun Mon Tue Wed Thu Fri Sat

八月
Sun Mon Tue Wed Thu Fri Sat

九月
Sun Mon Tue Wed Thu Fri Sat

孕 10 月

宝宝随时都会来到哦

　　孕妈妈要做好临产的准备。这个月的胎宝宝即使比预产期提前2周出生，也能够完全适应子宫外的生活，孕妈妈不用担心早产问题。如果各项检查指标正常，符合顺产的条件，孕妈妈尽量选择顺产吧！

十月
Sun Mon Tue Wed Thu Fri Sat

十一月
Sun Mon Tue Wed Thu Fri Sat

十二月
Sun Mon Tue Wed Thu Fri Sat

孕 10 月产检全知道

>> 第 12~15 次产检项目

第12~15次

时间	37~40 周
必做项目	最后 1 次 B 超、胎心监护、水肿检查、体重、血压、血常规、尿常规、听胎心音、宫高腹围
特殊项目	羊膜镜检查
小贴士	本月，进入临产期，孕妈妈常规的产检每周 1 次，以及时发现临产前出现的异常情况

本月必做的项目

时间	项目	检查目的	标准值
本月必查	B 超	为确定生产方式提供可靠的依据	——
本月每 2 周 1 次	水肿检查	防止妊娠高血压	指压时下肢不凹陷且血压不偏高为正常
本月每周 1 次	胎心监护	动态监护胎宝宝 20 分钟内活动情况	胎动计数大于 30 次 /12 小时为正常
本月每周 1 次	听胎心音	有无胎心，胎心速率是否正常	120~160 次 / 分
本月每周 1 次	体重	体重超标或过低，都不好	孕晚期每周可增加 500 克左右
本月每周 1 次	血压	是否患有高血压或低血压	110/70~120/80 毫米汞柱
本月两周 1 次	尿常规	了解肾脏情况	尿蛋白及酮体为阴性
本月检查 1 次	血常规	检查有无贫血及传染病	正常范围内即可
本月每 2 周 1 次	宫高腹围	了解胎宝宝的大小及增长情况	宫高正常值：32（30~34）厘米 腹围正常值：94（89~100）厘米

你可能会做的特殊检查

羊膜镜检查：判断胎儿安危的检查，主要用于高危妊娠以及出现胎儿窘迫征象或胎盘功能减退的检测。正常应为羊水清亮，无色透明，可透见胎先露及胎发在羊水中呈束状微动并可见白色光亮的胎脂片。

最后 1 次 B 超检查，确定产前胎宝宝情况

孕 37~40 周，孕妈妈会进行最后 1 次 B 超检查，以全面检查和了解胎宝宝的情况。通过检查，可以查看胎宝宝的大小、胎位、胎盘成熟度、羊水情况、脐带情况等。据此，医生会评估胎宝宝的体重，决定选择哪种方式分娩。经 B 超检查，如果有羊水过少、胎盘钙化、脐带绕颈等情况，应根据胎宝宝的头径和骨骼测量判断胎宝宝的体重，以确定选择何种分娩方式。如出现羊水过多或过少、胎盘老化等，必要时需剖宫产。

严密监测胎动

孕晚期密切监测胎动是对胎宝宝生命安全的有力保障。孕妈妈要坚持数胎动。孕晚期胎宝宝撑满子宫，胎动幅度、次数都有减少，孕妈妈感觉为蠕动。

胎动在晚上 8-11 时次数多，孕妈妈可在这个时间段内数胎动，每次 1 小时，1 小时胎动在 3~5 次，且非常有规律时就表明胎宝宝状态良好。如果胎动次数少于或者超出正常胎动次数，要特别小心。如 1 小时胎动次数小于 3 次，应再数 1 个小时，如果仍是少于 3 次，则应立即去医院做进一步检查。

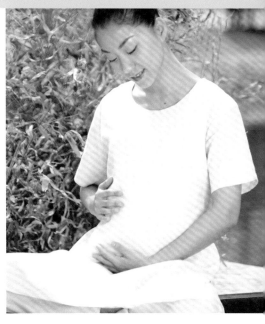

坚持数胎动：孕 10 月，孕妈妈仍应坚持数胎动，如有异常胎动，立即去医院检查。

>> 一次过产检的小秘密

羊膜镜检查前要调整好情绪

检查前要调整好自己的情绪，防止因过度紧张而影响检查结果。此时孕妈妈肚子笨重，产检时准爸爸最好陪在身边。

待产时不宜精神紧张

孕妈妈过于紧张或恐惧，会引起大脑皮层失调，往往使子宫不协调，子宫颈口不易扩张，产程会延长。孕妈妈精神放松，子宫肌肉收缩规律协调，宫口就容易开大，使产程进展顺利。在宫缩疼痛时，准爸爸帮孕妈妈按摩腹部两侧，揉揉腰部，可以从心理上缓解孕妈妈的疼痛感。

衣着宽松易脱

宽松的衣物能节省时间，也能让孕妈妈本来紧张的精神放松一点。孕妈妈可选择穿宽松的上衣配裤子或裙子，最好不要穿连衣裙，以免检查时尴尬。

准爸爸全程陪同产检

本月，胎宝宝随时可能出生，孕妈妈产检时，准爸爸一定要全程陪同。产检前，提前安排好交通工具。产检时，尽量不要让孕妈妈做太多事情，或者太劳累，许多事情都可以由准爸爸代劳。如果在产检时出现突发情况，及时联系医生，并听从医生的安排。到了孕晚期，准爸爸遇事一定要冷静处理，千万不可乱了阵脚。

>> 专家解读你的产检报告

临近生产，孕妈妈别紧张，配合医生做好检查，根据自身和胎宝宝的状况选择最恰当的方式迎接宝宝的到来。

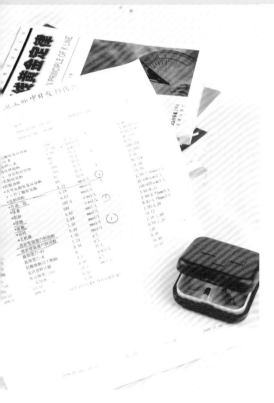

警惕血小板减少：血小板计数利于把握孕妈妈的凝血状况，以便生产时出血或剖宫产时能及早做出准备。

留心血常规检查中的血小板计数

血小板减少时，毛细血管容易破裂，皮肤黏膜有出血点。孕晚期容易出现血小板减少，这对胎宝宝没有什么特别的影响，但是如果血小板减少，在生产过程中孕妈妈阴道撕裂或剖宫产时血液不易凝固会发生意外，因此，临产前孕妈妈一定要做一次血常规检查，看看血小板是不是正常。血小板正常计数应在 $(100\sim300)\times10^{9}$/升，如果数值小于 50×10^{9}/升，为了孕妈妈的安危，在生产时可输血小板治疗。

看懂羊膜镜检查单

羊膜镜检查是判断胎儿安危的检查，主要用于高危妊娠以及出现胎儿窘迫征象或胎盘功能减退的检查。羊膜镜检查的正常标准应为：羊水清亮，无色透明，可透见胎先露及胎发在羊水中呈束状微动并可见白色光亮的胎脂片。孕妈妈在看检查单时，最需要关注的就是结果一栏，如果结果中显示羊水清亮，没有异常情况，即为正常。分娩早期，疑有胎儿窘迫存在，应做羊膜镜检查，可避免不必要的手术干预。

异常胎动的警示

宝宝急促胎动后突然停止往往是脐带绕颈，脐带绕颈、打结、扭转容易造成胎宝宝缺氧，发生宫内窘迫，此时胎宝宝胎动急促，往往是挣扎的信号；当孕妈妈胎盘老化，输送氧气与养料的能力低下时，也可造成胎宝宝宫内缺氧，表现为胎宝宝在子宫内躁动不安，胎动次数增多。如果胎宝宝缺氧时没有及时补给充足的氧气，就会因严重缺氧而发生生命危险。所以孕妈妈必须严密监测胎动，出现异常情况，马上寻求医生的帮助，采取有效措施，保证胎宝宝生命安全。

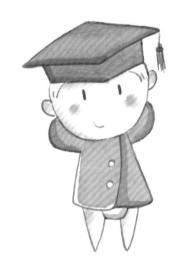

看懂最后 1 次 B 超单数据

胎位：胎先露部分与母体骨盆的位置关系，正常多为枕前位。

脐带情况：脐带漂浮在羊水中为正常，若在胎儿颈部看到脐带影像，则可能为脐带绕颈。

1. 胎盘成熟度。最后 1 个月，胎盘成熟度应为 III 级，表示完全成熟，胎盘厚度在 2.5~5.0 厘米。

2. 羊水情况。无浑浊，深度在 3~7 厘米，羊水指数在 8~18 厘米。

B 超单上的脐带绕颈 临近预产期时，必须做一个全面的检查，以确定孕妈妈和胎宝宝的情况。脐带绕颈是通过 B 超发现的，检查报告上会显示：颈部见 U 形切迹，或颈部见 W 形切迹，还有波浪形切迹的情况。颈部见 U 形切迹，表示脐带绕了 1 周；颈部见 W 形切迹，表示脐带绕了 2 周；波浪形切迹，表示绕了 2 周以上。

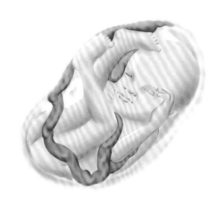

有时脐带挡在胎宝宝的颈部，并没有缠绕到胎宝宝的颈部，但 B 超显示出脐带绕颈的影像，所以发现脐带绕颈时，应复查，排除假性脐带绕颈。

看懂 B 超单

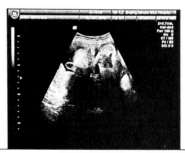 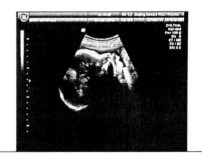

超声所见：

胎儿：	臀位	BPD 8.7cm	HC 31.9cm
		AC 30.2cm	HC/AC 1.06
		FL 7.3cm	脐动脉 S/D=2.32

胎心率 123 次/分

羊水:AFI=14.3cm

胎盘:位于子宫后壁

在分娩过程中，如果脐带绕颈不紧，脐带有足够的长度，则不需要剖宫产，只有绕颈圈数多且紧，脐带相对过短，胎头不下降或胎心有明显异常时，才考虑剖宫产。

孕10月保健指南

>> 孕期生活细节

与胎宝宝一起经历了幸福又辛苦的漫长日子，孕妈妈要为即将到来的生产做些什么？我们一起来看看。

分娩当天怎么吃

分娩需要耗费孕妈妈大量体力，因此在产程间隙要及时补充能量，以保证孕妈妈有足够的力量分娩。在食物的选择上，可遵守高热量、易消化、方便的原则，在食用时间上最好也遵从分娩的进程。

第1产程，此产程时间跨度较长，孕妈妈可以选择在宫缩间隔期用餐，随着时间推移，宫缩频率加强且力度加大，疼痛感加剧，则只能在两次阵痛的间隔期用餐。此时巧克力是最好的选择，也可以选择淀粉类食物，如面条、馒头、粥、蛋糕等，也可喝糖水，保证体力和精力。蛋白质、脂肪类食物在胃里停留时间长，在分娩时容易导致胃部不适，甚至呕吐，所以不宜进食。

第2产程，此产程一般已进入产房，如还没有上产床，可以让准爸爸准备一些好拿取、易消化的食物。如已上产床，一般不提倡进食了。但如果孕妈妈真的没力气了，可在阵痛的间隙少量进食。食物则最好选择牛奶、酸奶等饮品。需要咀嚼的助产食物最好不要选。需要注意的是，在医护人员操作时不宜进食。

进入第3产程后，一般不建议食用任何食物。

>> **对剖宫产**妈妈的小叮咛

- **术前休息好**。孕妈妈术前生活起居一定要规律，吃好，休息好，放松心情，切忌疲劳，努力让精神和身体处于最佳状态，等待手术。

- **剖宫产前4小时应禁食**。剖宫产手术需要硬膜外麻醉，而麻醉的并发症就是呕吐和反流。所以选择剖宫产的孕妈妈应在手术前禁食，至少要提前4小时禁食，以防在手术中发生不测。

- **术后不着急进食**。剖宫产手术后最好也禁食6小时，排气后再正常饮食，可以喝萝卜汤促进排气。

剖宫产妈妈的产前准备

有计划剖宫产的孕妈妈在剖宫产前可能会产生担心、焦虑等情绪，其实孕妈妈完全可以放心。剖宫产已经是很普通的手术了，只要孕期按时产检，身体一切正常，手术一般都会很顺利，所以剖宫产妈妈在产前也不必太过担心。术前检查可提高产妇对手术的耐受力，降低术后并发症的发生率，剖宫产妈妈产前一定不能忽略。

正常情况下不宜过早入院

有些孕妈妈因出现了某些情况，需提早入院，但对大多数孕期一切正常的孕妈妈来说，不宜过早入院。

因为医院的条件是有限的，不可能像家中那样舒适、安静和方便，孕妈妈提早入院反而会影响休息和情绪。孕妈妈入院后较长时间不临产，会有一种紧迫感，尤其看到后入院者已经分娩，对自己也是一种刺激。此外，产科病房内的每一件事都可能影响孕妈妈的情绪，这种影响有时候并不是有利影响。

缓解阵痛的运动

从阵痛开始到正式分娩，大概还需经历若干小时，孕妈妈不要一味地坐等一波又一波阵痛的来临，而是要让身体动起来，以分散注意力，缓解阵痛。

缓解阵痛的几个小动作

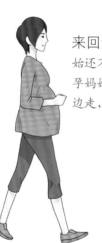

来回走动：在阵痛刚开始还不是很剧烈的时候，孕妈妈可以下床走动，一边走，一边匀速呼吸。

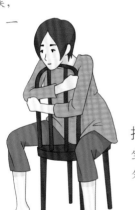

抱住椅背坐：像骑马一样坐在有靠背的椅子上，双腿分开，双手抱住椅背。

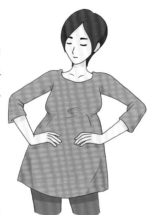

扭腰：两脚分开，与肩同宽，深呼吸，闭上眼睛，同时前后左右大幅度地慢慢扭腰。

盘腿坐：盘腿坐，两脚相对，双手放在腹部或膝盖上。

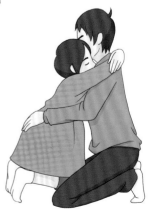

和准爸爸拥抱：双膝跪地，坐在自己脚上，双手抱住准爸爸，可放松心情。

>> 要留心分娩征兆

孕 10 月，胎宝宝随时有可能降生，了解并且掌握分娩征兆，有助于控制局面，减少不必要的紧张、忙乱。

哪些信息提示你即将分娩

1.宫缩。在临近预产期时，孕妈妈有如下感觉：腹部 1 天内有好几次发紧的感觉，并且这种感觉慢慢转为很有规律的下坠痛、腰部酸痛，每次持续 30 秒、间隔 10 分钟，以后疼痛时间逐渐延长，间隔时间缩短。

当规律性的疼痛达到每 6~7 分钟 1 次，2~3 个小时后孕妈妈就应该去医院了，因为这意味着将要临产了。

2.破水。阴道流出羊水，俗称"破水"。因为子宫强有力的收缩，子宫腔内的压力逐渐增加，子宫口开大，胎宝宝头部下降，引起胎膜破裂，阴道流出羊水。这时离宝宝降生已经不远了，要马上送孕妈妈去医院待产。羊水正常的颜色是淡黄色，如果是血样、绿色混浊，必须告诉医生。

3.出血。正常子宫颈分泌黏稠的液体，在宫颈形成黏液栓，防止细菌侵入子宫腔内。孕期这种分泌物增多、变黏稠。临产前因子宫内口胎膜与宫壁分离，会产生少量出血，这种出血与子宫黏液栓混合，由阴道排出，称为"见红"。"见红"是分娩即将开始时比较可靠的征兆。如果出血量大，可能是胎盘早剥，需要立即到医院检查。

警惕过期妊娠

有些孕妈妈会出现过期妊娠情况。凡平时月经周期规律，为 28~30 天，超过预产期 2 周以上，即超过 42 周还不临产，叫过期妊娠。过期妊娠的胎盘，由于逐渐退化出现胎盘老化，向胎宝宝运送氧气和营养的机能每天呈进行性衰减；另一方面，胎宝宝越成熟，对氧的需要量也越多。因此，过期妊娠的胎宝宝在子宫内极易缺氧，这对胎宝宝极为不利。

过期妊娠的孕妈妈，分娩时因胎宝宝过大或因颅骨坚硬，囟门与颅缝缺乏伸缩性，不利于胎头变形，故可能发生分娩困难，因而胎宝宝颅内出血和母体产道损伤的概率增加。所以，如果超过预产期 1 周不临产，孕妈妈应及时去医院，检查胎宝宝情况，听一听医生的建议，让医生根据胎宝宝大小、羊水多少、测定胎盘功能、胎宝宝成熟度或者通过 B 超来诊断妊娠是

从宫缩判别真假临产

真临产	假临产
宫缩有规律，每 5 分钟 1 次	宫缩无规律
宫缩强度逐渐增强	宫缩强度不随时间增强
休息或行走时，宫缩不缓和	宫缩会随活动或体位的改变而减轻
宫缩伴有见红	宫缩通常不伴有黏液增多或见红

否过期。如果不能按时分娩，医院会专门加强护理，并随时监测。孕妈妈不必过于担心，如果有任何不适，要及时告诉医护人员，请他们来处理。

待产中可能出现的突发情况

每个孕妈妈都既要对自己的分娩有信心，也要知道一些在医院待产时可能的突发情况。孕妈妈心理准备越充分，越有利于生产的顺利完成。遭遇突发事件时不要慌张，理智地配合医生，母子平安才有保障。

1. 胎儿窘迫。若胎儿心跳频率下降，可能是由于胎儿脐带受压迫、解胎便、胎头下降受到骨盆压迫等原因。此时，医生会先给孕妈妈吸氧气、打点滴。如果胎心音仍未恢复正常，就必须立即进行剖宫产。

2. 胎头与骨盆不相称。即胎头太大或孕妈妈骨盆腔过于狭窄，致使子宫颈无法开足，或是胎头不再下降。出现这种情况，医生多半要采用剖宫产了。

3. 胎盘早期剥离。在待产过程中，如果孕妈妈的阵痛转变为持续性腹痛，且阴道出血增加，则可能为胎盘早期剥离。出现这种情况，孕妈妈要立即告诉医生，如确诊为胎盘早期剥离，医生需紧急为孕妈妈实施剖宫产。

4. 麻醉意外。对于采用无痛分娩或剖宫产分娩的孕妈妈来说，在使用一定剂量的麻醉剂时，有可能会出现过敏或麻醉意外。发生这种情况，需及时处理，以免发生危险。

5. 脐带脱出。大多发生在早期破水、胎头尚在高位及胎位不正时。脱出的脐带会受到胎头压迫，中断胎儿的血液及养分供应，并危及胎宝宝的生命。因此，待产中一旦出现这种状况，就需立即实施剖宫产。

二胎孕妈妈要注意临产征兆

随着二胎政策的颁布，很多妈妈准备生二胎。虽然二胎孕妈妈生过一次宝宝，对分娩已经"轻车熟路"，但仍然需要注意。二胎的临产征兆与头胎几乎一样，也会出现子宫底下降、见红、破水、腰痛腹痛、便意增多的现象。二胎孕妈妈见红，如果只是淡淡的血丝，可洗澡后休息，等待规律的阵痛出现再去医院。需要注意的是，二胎孕

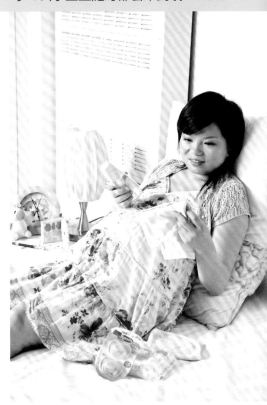

二胎孕妈妈生产快：二胎孕妈妈一般产程较短，出现临产征兆时，宜收拾一下要带的物品，尽早去医院。

妈妈的产道反应较快，产程一般比较短，所以如果出现羊膜已破，应平躺，不要站立或坐起，并尽快联系家人，去医院待产。

大多数胎宝宝都会在这个月内降生，有的胎宝宝可能过了预产期还没动静，这种问题常令孕妈妈紧张和担心。这个月，孕妈妈最主要的就是放松心态，不要时刻处于高度紧张的状态，同时了解一下分娩前可能遇到的常见问题。

本月孕妈常见疑问与不适

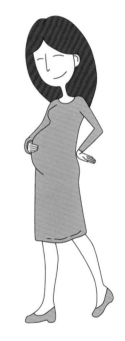

🔥🔥🔥🔥🔥 热点指数

问：*过了预产期，宝宝还没动静，怎么办？*

答：孕期超过40周，胎盘开始老化，不足以供给胎宝宝所需营养，导致胎宝宝发生逐渐加重的慢性缺氧及营养障碍。因此，有过期妊娠的孕妈妈千万不可大意，应及时去医院做检查，明确有无胎儿宫内缺氧、巨大儿及羊水过少情况，并进行胎心监护，做好胎动检测，时刻观察有无腹痛、阴道见红及流液等临产征兆。对于宫颈成熟度好、无产科合并症和并发症的孕妈妈，可以用人工破膜、催产素引产；对于有胎儿缺氧、胎儿生长受限、羊水过少、巨大儿或其他产科合并症和并发症者，可以进行剖宫产，终止妊娠。

🔥🔥🔥🔥🔥 热点指数

问：*怎样鉴别胎膜早破？*

答：如果在子宫没有出现规律性收缩以前就发生了胎膜破裂、羊水流出，也就是说胎膜在临产前破裂了，这种情况称为胎膜早破。胎膜早破可引起早产及脐带脱落，增加胎宝宝宫内感染及产褥期感染的概率。孕妈妈发生胎膜早破，常常误以为是自己尿湿了裤子，并不知道是胎膜早破。鉴于胎膜早破容易引起细菌的上行感染，从而感染胎宝宝，尽早确定非常重要。当孕妈妈不明确自己究竟是胎膜早破还是尿液流出时，可以将特定的化学试纸放入阴道里。如果是胎膜早破，流在阴道里的羊水会使橘黄色的试纸变成深绿色。因此，临近分娩，孕妈妈应准备一些检测试纸。

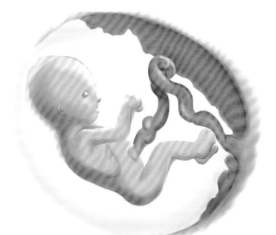

🔥🔥🔥🔥 热点指数

问： *剖宫产时感到恶心和胸闷怎么办?*

答： 剖宫产手术在现代临床医学上是一个非常简单的手术, 尽管如此, 在剖宫产手术的过程中, 也可能会出现一些异常情况。恶心呕吐: 剖宫产手术前, 要进行麻醉, 孕妈妈可能会出现恶心呕吐的现象。当孕妈妈感觉恶心时, 应将头转向一侧, 并请求助产医生帮忙将塑料袋放在嘴边, 以便将呕吐物吐入。胸闷: 剖宫产时孕妈妈失血较多, 手术中可能会感觉胸闷, 喘不过气。这时, 孕妈妈也不必惊慌, 只要大口呼吸, 一般情况下可以得到缓解。

🔥🔥🔥🔥🔥 热点指数

问： *矮小的孕妈妈能顺产吗?*

答： 是否能够顺产, 是受多种因素影响的。孕妈妈的身材矮小, 并不代表其一定要通过剖宫产来分娩。如果身材矮小的孕妈妈无产道异常、骨盆异常、妊娠高血压综合征等特殊情况, 而胎宝宝也不存在胎位异常或体重过重的情况, 孕妈妈就应该树立自然分娩的信心。首先身材矮小的孕妈妈要学习关于分娩的科学知识, 通过对自然分娩的充分了解来打消心中的担忧和恐惧感。其次, 孕妈妈一定要学会自我放松, 自我调节, 以良好的心态来应对即将到来的分娩。再次, 孕妈妈要学会适当地控制饮食, 以保证胎宝宝的体重不要在最后一段时间过快增长; 还有, 身材矮小的孕妈妈一定要进行有助于顺产的产前运动, 以克服自身产道、骨盆相对狭窄的缺陷。此外, 身材矮小的孕妈妈如果依然对自然分娩怀有担忧和不安, 不妨预订一位专业的助产士, 以帮助自己减少分娩过程中产生的不利因素, 保证产程的顺利进行。

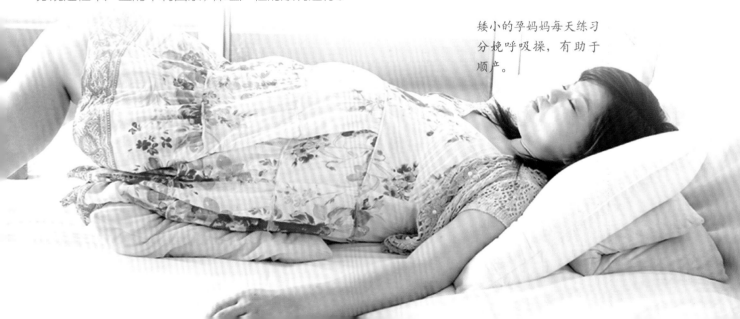

矮小的孕妈妈每天练习分娩呼吸操, 有助于顺产。

一月
Sun Mon Tue Wed Thu Fri Sat

二月
Sun Mon Tue Wed Thu Fri Sat

三月
Sun Mon Tue Wed Thu Fri Sat

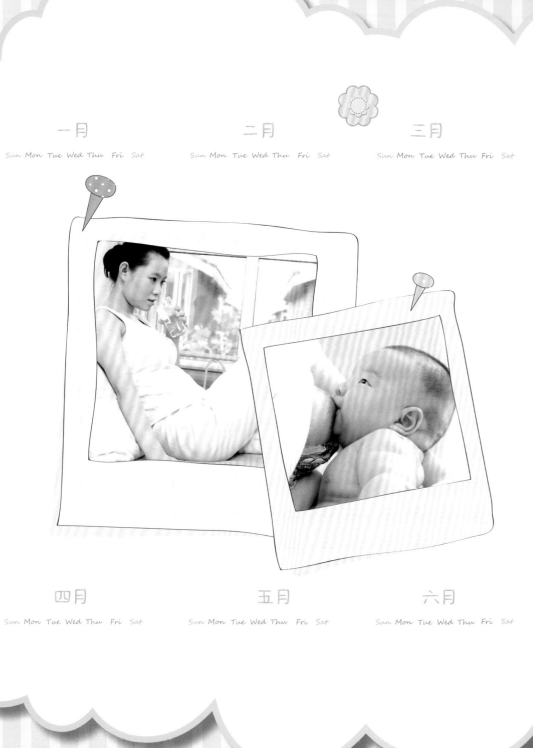

四月
Sun Mon Tue Wed Thu Fri Sat

五月
Sun Mon Tue Wed Thu Fri Sat

六月
Sun Mon Tue Wed Thu Fri Sat

七月
Sun Mon Tue Wed Thu Fri Sat

八月
Sun Mon Tue Wed Thu Fri Sat

九月
Sun Mon Tue Wed Thu Fri Sat

产后 42 天

妈妈和宝宝都要做检查

　　生下宝宝后，新妈妈也要注意产后检查。产后检查对新妈妈来说非常重要，它能及时了解新妈妈身体恢复情况，发现产后疾病的苗头，同时还能就新妈妈饮食、睡眠、母乳喂养、身体恢复等问题提供指导。

十月
Sun Mon Tue Wed Thu Fri Sat

十一月
Sun Mon Tue Wed Thu Fri Sat

十二月
Sun Mon Tue Wed Thu Fri Sat

产后 42 天检查全知道

>> 产后 42 天检查项目

第16次

时间	产后 42~56 天
必做项目	体重、血压、血常规、尿常规、盆腔器官检查、阴道分泌物检查、腹部伤口的愈合情况、内科检查
小贴士	产后 42 天检查对新妈妈来说很重要，它能及时了解新妈妈的恢复情况，并给予指导，新妈妈一定不要忽视

产后检查项目

项目	检查目的	检查须知
体重	监测产后体重增加速度，并根据体重情况适当调整饮食	体重是最简单、方便的自测健康的标准，产后妈妈可在家备一个体重秤，随时关注自己的体重
血压	基础检查项目，看产后妈妈血压是否恢复到正常水平	在平静状态下测量
血常规	确定是否有贫血	妊娠合并贫血及产后出血的产后妈妈一定要检查
尿常规	确定是否有尿路感染	自我感觉小便不适或曾患妊娠中毒症的产后妈妈必检
盆腔器官检查	确定产后妈妈身体恢复情况	包括子宫大小，有无脱垂；骨盆底肌肉组织张力恢复情况
阴道分泌物检查	确定子宫恢复情况，是否有炎症	观察阴道分泌物的量、色、味
会阴及产道的裂伤愈合情况	确定会阴、产道恢复情况	顺产妈妈必检
腹部伤口的愈合情况	通过触摸、观察等方式确定腹部是否柔软，子宫及腹部伤口是否有粘连等	剖宫产妈妈必检项目
内科检查	根据产后合并症情况有针对性地检查	非必检项目

你可能会做的特殊检查

1. 避孕指导。理论上来讲,在分娩后的第 3 个星期开始,就可能有卵子排出,它比产后的第 1 次月经要来得更早。也就是说此时已有怀孕的可能了,因此从这个时候就要开始采取避孕措施了。新妈妈可以充分利用这次检查的机会向妇科医生进行咨询,然后采用最适合自己的方式来避孕。一般对于哺乳的妈妈,避孕套和上节育环是不错的选择。顺产的妈妈 3 个月后可以上环,剖宫产则需要半年之后。

2. 新生宝宝喂养及护理指导。你可以借助这次检查,询问宝宝喂养及护理方面遇到的问题。比如正确的哺乳姿势、人工喂养时怎样选择奶粉,怎么吃奶水足、质量高,什么时候给宝宝补充微量元素等,可以向医生询问。如果对自己的奶水质量与营养状况有疑惑,也可以进行乳钙水平测试,查看是否缺钙,新妈妈缺钙容易引起腰酸背痛,骨质疏松;乳钙缺乏,宝宝易患佝偻病。一旦查出缺钙,新妈妈可通过饮食调整,或者遵医嘱服用钙片。

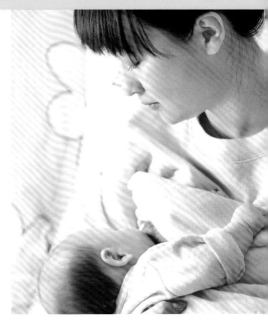

喂养问题也可问医生:新妈妈可能会遇到许多喂养中的问题,如哺乳姿势、宝宝一次吃多少等,可及时向医生咨询。

>> 一次过检查的小秘密

检查时间与地点

产后检查是结合产后妈妈的实际情况进行的全面检查,以确定妈妈的恢复状况,一般是在分娩后 42~56 天进行。

产后 42~56 天在医学上称为产褥期,是产后妈妈身体恢复的重要时期,也是妈妈心理转换的重要时期,此时进行检查能更好地了解妈妈的身体状况,这对患妊娠合并症的妈妈尤为重要。产后检查可到分娩医院做,也可以在社区医院做。

测得体重值与孕前比一比

体重测量时要注意将测出的体重值与产前和孕前的体重进行对比。在产后 1 个月,即坐月子期间,体重应基本保持稳定,增减以不超过 2 千克为宜。如增长快或迅速减低,应配合医生找原因。

别忘了带上宝宝

新妈妈去产检也别忘记带上宝宝,让医生综合评估宝宝的身体发育、营养状况与健康情况,并建立婴幼儿健康档案。通过观察面色、精神、吸吮,根据是采用母乳喂养、人工喂养还是混合喂养情况,确定是否需要补充维生素或其他营养成分。

>> 宝宝第 1 次体检，都查啥

产后 42 天，医生会给宝宝进行健康检查，这是宝宝出生后的第 1 次体检，是对宝宝健康状况的检测，新手爸妈也可以借此多向医生询问一些育儿知识。

常规检查

测量身长，应增长 3~5 厘米。

测量体重，应增长 1 千克左右。

测量头围，应增长 2~3 厘米，包括前后囟门的检查。

皮肤检查，看宝宝是否有黄疸、湿疹以及其他皮肤问题。

心肺检查，看心律、心音、肺部呼吸音是否正常。

脐部，检查是否有脐疝、胀气，肝脾有无肿大。

外阴和生殖器，检查男宝宝是否有隐睾。

髋关节发育不良检查。进一步筛查畸形，宝宝出生后会有新生儿畸形筛查，但是许多异常情况是逐渐表现出来的，比如心脏杂音、生殖器畸形、听力异常等。

神经系统检查

神经系统的检查主要是检查宝宝的运动发育能力和神经反应行动。

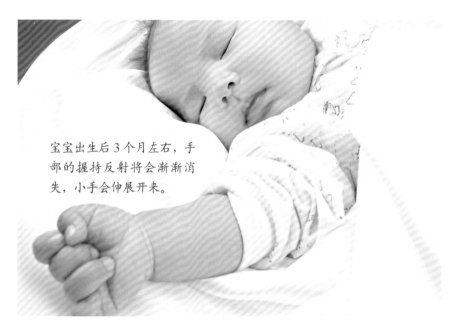

宝宝出生后 3 个月左右，手部的握持反射将会渐渐消失，小手会伸展开来。

运动发育能力检查内容：趴抬头——让宝宝俯卧，看他是否能够依靠肩部和颈部的力量，抬起头来。

神经反应行动检查内容：行为反射的建立——看宝宝是否能够集中注意力、是否能够注视人、是否能够对喜欢的物体追视；出生反射的消失——例如拥抱反射、觅食反射、握持反射，这些反射应该在宝宝出生后 3 个月内消退。如果大脑没有得到继续发育，这些反射就会一直存在。因此，出生反射的消失，是检测大脑发育的一个指标。

其他检查

一些医院还要求检查宝宝尿液和化验血常规，或者测定微量元素，保证宝宝在最初的生长发育阶段里，得到符合宝宝生长需要的科学照顾。

>> 专家解读你的产后检查报告

医生会结合新妈妈的实际情况做全面的检查，以确定新妈妈产后的恢复状况，看看是否有感染等。怎样根据检查结果来判断自己的身体恢复情况，听专家为你分析。

体重增减是否合理

体重测量时要注意将测出的体重值与产前和孕前的体重进行对比。在产后 1 个月，即坐月子期间，体重应基本保持稳定，增减以不超过 2 千克为宜。如果体重增长很快，要注意适当调节饮食，减少主食和糖类食物的摄入，增加含蛋白质和维生素的食物，同时增加活动量；如果体重降低的速度过快也要引起注意，一方面加强营养，另一方面可考虑进行代谢系统的检查。

血压是否恢复正常

产后经过一段时间的调理和休养，新妈妈应测量一下血压，看是否恢复正常，正常血压值应在 110/70~120/80 毫米汞柱，高于 140/90 毫米汞柱为高血压，低于 90/60 毫米汞柱为低血压，新妈妈如果血压尚未恢复正常，应该及时查明原因，对症治疗。

血常规检查是否贫血

女性从怀孕到生产均需要足够的营养，才能有足够的乳汁与精力来哺喂新生儿，同时使身体尽快恢复。分娩时的失血、产后恶露及哺乳，均可引起贫血。因此，新妈妈产后检查要去抽血检查血常规，及早检查是否贫血，及时改善贫血症状。

血常规检查结果显示，如果红细胞计数（RBC）低于参考值范围，血红蛋白测定（HGB）计数在 100 克/升以下属于贫血，新妈妈可以通过饮食疗法改善贫血症状，多食用补血的食物，如猪肝、猪血、鱼、贝、苋菜、胡萝卜、西红柿、菠菜等。

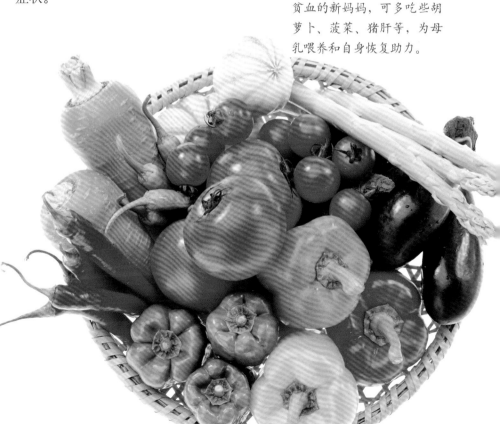

贫血的新妈妈，可多吃些胡萝卜、菠菜、猪肝等，为母乳喂养和自身恢复助力。

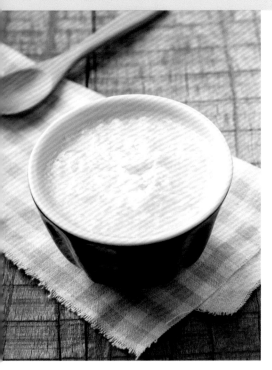

饮食排恶露：恶露不净的新妈妈，多吃些醪糟蛋花汤，利于消散瘀血，排出恶露。

是否有外阴炎症

妇科常规检查，结合阴道分泌物涂片检查，若呈炎性反应，可能有外阴炎症。

女性的外阴部在生理上有其特殊位置，前面是尿道，后面是肛门，中间是阴道，局部皮肤常被尿液、阴道分泌物浸润，容易污染，再加上产后分泌恶露，卫生巾与外阴摩擦，易使局部皮肤发红、发热、肿胀，加之产后抵抗力下降，常因局部皮肤损伤和产后调养失宜，引起细菌感染而发炎。防治产后外阴部发炎的主要办法有：

1. 产后经常保持外阴皮肤清洁，大小便后用纸由前向后擦，大便后最好用水冲洗外阴。

2. 恶露未净应勤换卫生巾，勤换内裤，内裤要穿舒适透气的棉质品。

3. 如果发现外阴部有红色小点凸起，可在局部涂些 2% 浓度的碘酒。注意只能涂在凸起的部位，不要涂在旁边的皮肤上。如果是脓点，可用消毒针头挑破，用消毒棉擦去脓液，再涂上抗生素油膏。还可用蒲公英 25 克，大黄 15 克，煅石膏 30 克，熬水，坐浴。

4. 患外阴炎症应忌吃辛辣厚味等刺激性食物，宜吃清淡食物。

恶露是否排净

妇科检查恶露淋漓不断提示可能恶露不净。

新妈妈分娩后，子宫组织破裂脱落时会有分泌物排出，与量多的经血相似，称为恶露。产后最初几天，恶露量比较多，颜色鲜红故称红性恶露，也称血性恶露；3~5 天后所含血量减少，恶露变为淡红色，称为浆性恶露；产后 10~14 天，恶露呈白色或淡黄色，称白性恶露。正常的恶露有血腥味，但不臭。

一般来说，顺产新妈妈需要等待恶露自行排出，排出时间为 10~20 天；而剖宫产新妈妈，由于在生产后医生即会清理些，恶露排出的时间会缩短很多。如果恶露持续 20 天以上仍淋漓不净，称为恶露不净或恶露不止。症状表现为：下腹疼痛，痛处可触及肿块，恶露极少等。导致恶露不净的原因有宫缩不佳、宫腔感染等。

对于恶露不净的养护法：

1. 不宜多吃过于生冷的食物。如果产后进食生冷或寒凉食物，不利于气血的充实、恶露的排出和瘀血的消散。新妈妈可吃活血散寒的醪糟蛋，以促进恶露排出。

2. 注意卧室保暖，防止风寒侵入。

3. 注意卫生，勤换内衣内裤、卫生巾。注意清洗阴道，保持会阴部清洁，避免阴道、子宫感染炎症。如出现恶露异味，且有较大凝块，并伴有腹痛和发热症状，可能发生感染，需立刻诊治。

B 超检查看子宫是否复原

B 超检查见到子宫较大且子宫腔内有残留胎盘或残留胎膜影像，提示可能子宫复旧不全。

子宫复旧不全，顾名思义，就是子宫没有恢复到以前的状态。生产后当胎盘排出子宫外时，子宫会立刻收缩，以减少胎盘剥离后的出血，子宫底的高度也会每日下降 1 指宽度，约 2 周后子宫下降至骨盆腔，从腹部无法摸到。大约 6 周后，子宫即恢复到怀孕前大小。

产后子宫复旧不全可表现为：腰痛、下腹坠胀、血性恶露淋漓不净，甚至大量出血；白带、黄带增多，子宫位置后倾；子宫稍大且软，或有轻度压痛，如果不及时治疗，还可能导致永久性子宫改变，如造成结缔组织增生、子宫增大等。

子宫恢复主要通过子宫收缩来完成。子宫收缩可促进子宫内分娩残留物的排出，锻炼子宫肌肉，促进肌肉恢复弹性，进而帮助子宫恢复。子宫复旧不全者要采取以下防治措施：

1. 卧床休息时不要总仰卧，要经常变换体位，防止子宫后倾。

2. 催产素的分泌可促进子宫收缩，产后妈妈哺乳可刺激体内催产素分泌，所以产后妈妈宜尽量母乳喂养。

3. 服用子宫收缩药物，如益母草冲剂、生化汤等，促进子宫收缩，利于恶露排出。

4. 子宫后位者，可以做新妈妈保健操，尤其是胸膝卧位保健操，以矫正子宫后倾，每日 2 次，每次 10~15 分钟。

乳房是否健康

初次哺乳，新妈妈很容易发生乳腺炎，发病时主要表现为乳腺红肿、疼痛，严重者会化脓，并形成脓肿，还常伴有发热、全身不适等症状。

产后发生乳腺炎主要有 2 个原因：第一，新妈妈乳头、乳晕的皮肤薄，易导致乳头破损而引起细菌感染。第二，乳汁淤积在乳腺内，以致乳汁在乳腺内逐渐分解，分解后的产物最适合细菌的生长。这样外面的细菌从乳头裂口侵入，便会在乳腺内大量繁殖，从而引发乳腺炎。乳头发育异常，包括乳头内陷、扁平乳头和乳头过小等情况是乳汁淤积的主要原因。因此如果在孕期，发现自己的乳头发育异常的话，就应及早矫正。

在哺乳时要保持乳头清洁，避免损伤，减少感染途径。不要让剩下的乳汁淤积在乳房中，每次喂奶要将乳汁吸空，可用吸奶器吸空，以减少细菌滋生的机会。

产后做做胸膝卧位保健操，有助于预防和纠正子宫后倾。

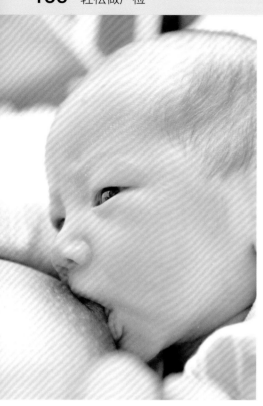

早吸吮，早开奶：产后半小时，可让宝宝吸吮乳头，有利于及早开奶，也可促进子宫收缩。

月子期保健指南

>> 月子期生活细节

从产房出来那一刻起，新妈妈就开始坐月子了，月子坐得如何将直接关系到新妈妈日后的身体健康。

产后半小时，开奶好时机

产后 30 分钟后，医生会将小宝宝带到妈妈身边，放到妈妈的胸前，和妈妈面对面，这时宝宝的吸吮反射最为强烈，新妈妈可以让宝宝吸吮乳头，进行哺乳，有助于开奶。如果错过了这个时间，宝宝的吸吮反射在今后的 1 天半之内会有所减弱。

产后半小时，让宝宝吸吮乳头，对于宝宝和妈妈都有很多好处。吸吮可帮助宝宝适应新环境。吸吮还有助于宫缩，有利于胎盘的娩出，减少新妈妈产后出血，以利产后恢复。

剖宫产后 6 小时内去枕平卧

剖宫产新妈妈产后的首要任务是去枕平卧，将头偏向一侧，躺卧 6 个小时。因为剖宫产后，新妈妈可能会有恶心、呕吐情况的发生，去枕平卧姿势会减轻新妈妈不适感。医生会叮嘱新妈妈保持此姿势 6 小时，而且宜禁食，这时新妈妈容易感到口渴而口唇干燥，家人可以用棉签蘸点蜂蜜水，涂在新妈妈嘴唇上，保持口唇湿润。

6 个小时以后，可以垫上枕头，并应多翻身，以变换不同的体位。

采取半卧位的姿势较平卧更有好处，这样可以减轻身体移动时对伤口的震动和牵拉痛，一般以使身体和床成 20˚~30˚ 为宜。

留心照顾剖宫产伤口

剖宫产伤口的护理必须遵循 2 个原则：一是保持干爽；二是在手术隔天视情况换药。此外，要特别注意翻身的技巧。术后 24 小时后就应该练习翻身，坐起并下床慢慢活动，以增强胃肠蠕动并尽早排气，防止肠粘连及血栓形成。第 1 周内不可使伤口接触冷水，洗澡需采用擦澡方式。必要的话可贴上防水胶布。在咳嗽、笑、下床前，应以手及束腹带固定伤口部位。

科学月子餐这样吃

产后新妈妈需要进补，但不需要大鱼大肉、任意进食，而是要根据新妈妈的身体状况科学进补。

重质量轻数量。高营养、高纤维、高蛋白的"三高食物"每餐都要有，但总热量一定要控制。

注意荤素搭配。肉类、蛋类、蔬菜、粗粮、水果一样都不能少。

食物要软一点，多采用蒸、炖、焖、煮等方法。口味宜清淡，少盐、酱油等。宜温热，不宜凉。

分娩 当天怎么吃

顺产妈妈	剖宫产妈妈
顺产妈妈产后稍微休息一下就可以吃第 1 餐，主要以易消化的流质或半流质食物为主，比如牛奶、藕粉、鸡蛋羹、糖水煮荷包蛋、小米粥等都是最佳的选择。如果胃肠消化情况较好，从第 2 天开始便可恢复普通饮食，但需注意要将汤类中的浮油去除，以免乳汁内脂肪含量过高，引起宝宝腹泻。	排气前不能吃任何东西。手术后需禁食 6~8 小时。 手术 6~8 小时后，如果新妈妈还没有排气，可以喝少量促排气的汤水，如米汤、萝卜汤等，但要注意汤水以清淡流食为主，不能有米粒、萝卜块等。 排气后，可以用温热的水稀释鲜榨果汁饮用。3 天后食用半流质食物，如易消化的粥、面等，术后 5 天后可正常饮食。

月子进补：宜分阶段性

新妈妈刚生完宝宝很虚弱，不能一味进补，要分阶段，月子餐要根据新妈妈不同阶段的不同需求来设置，可分为 8 个阶段。

1. 产后 1~4 天宜排净恶露，愈合伤口

可以给新妈妈准备清淡的阳春面、青菜粥、西红柿鸡蛋面片汤、菠菜猪肝汤、蘑菇汤等食物，清淡易消化。

2. 产后 5~8 天宜利水消肿

可以准备相对清淡的肉汤，如鲫鱼汤、瘦肉汤等，搭配青菜、西红柿等蔬菜，主食可以选择面条、粥、米饭等易消化的食物。

3. 产后 9~12 天宜调理脏器，催生乳汁

可以饮冬瓜排骨汤，吃红枣粥，喝牛奶等，以调理脏器，增加泌乳。

4. 产后 13~16 天宜增加泌乳，增强体能

可适当补充蛋白质，饮猪蹄黄豆花生汤、鲫鱼汤等。

5. 产后 17~20 天宜调整体质，补气养血

可适当食用红枣、糯米、红豆等补气养血的食物，并注意补充维生素及矿物质，可食用香蕉、苹果、橘子等水果。

6. 产后 21~24 天要滋补元气、补精补血

可食用清蒸鱼、蒸南瓜、山药肉汤、炒羊肉等补元气食物，可帮助新妈妈身体康复，有助于乳汁分泌。

7. 产后 25~28 天宜理气补血，健体修身

蔬菜、水果摄入可恢复正常，每天摄入蔬菜 400~500 克，水果 200 克等，可为新妈妈准备炒油麦菜、蒸红薯、西葫芦炒蛋等家常菜。

8. 产后 29~42 天宜修身健体、养血养气

此时可正常饮食，但要注意控制摄入量，每顿吃 8 分饱即可，可少吃多餐，保证每天 3+2，即 3 次正餐加 2 次加餐的饮食方式，这种进餐方式既能增加营养摄入，保证乳汁分泌，又不会令新妈妈长肉。

要穿带后跟的软底拖鞋

多数人认为坐月子期间，新妈妈不需要准备鞋，因为大多数时间不出门，只是在家走走。其实，坐月子期间穿鞋更应该科学，要注意足部保暖，一定要穿双柔软的拖鞋，最好是带脚后跟的。尤其是冬季，如果脚受凉，会引发产后足跟或腹部不适，甚至出现腹泻。即便是在室内活动，也应该穿柔软的运动鞋或休闲鞋，而不要穿无后跟的拖鞋，更不可穿高跟鞋。如果在夏季，穿着凉拖，最好穿一双薄袜子，有助于保暖。

会阴侧切，伤口护理是关键

很多顺产妈妈都会经历会阴侧切，而会阴侧切留下的伤口是坐月子注意事项中的重中之重。侧切刀口虽然不大，只有 2 厘米左右，但因其位置特殊，前近尿道，后靠近肛门，易受感染，其恢复情况直接影响新妈妈的生活，所以要细心护理。

坐月子要穿长衣长裤

传统观念认为，产后新妈妈不能受风，所以坐月子要穿长衣长裤，但在炎热的夏季，很多产后新妈妈都无法忍受过热的天气，想要穿短衣短裤和凉拖鞋，又怕真的会给自己留下病根。

其实，产后新妈妈最好还是穿长衣长裤。坐月子期间是产后身体恢复的关键时期，松弛的肌肉、骨骼连接正在慢慢恢复到从前，此时不宜受凉或接受冷风迎面而吹。炎热的夏季，新妈妈如果怕热，可穿着较薄的长衣长裤，或者打开风扇吹一吹，但切记不可对着风扇吹。

>> **侧切伤口**日常护理方法

● **别因为怕疼就忍着不排尿。**产后宜放松心情，可在卫生间边打开水龙头听水声，边排尿；或者用一盆热水放在臀部下，用热气蒸也有助于排尿。

● **注意卧姿。**要保证足够的卧床休息时间。躺卧时，可以采取侧切边在上的卧姿，这样能够促进伤口内的积血流出，预防形成血肿。

● **小心伤口裂开。**适当吃富含膳食纤维的蔬菜、水果，保持大便通畅。排便时，最好采用坐式，并尽量缩短时间。

● **保持卫生防感染。**在产后的最初几天里，恶露量较多，应选用消过毒的卫生巾，并经常更换；每天要用温开水冲洗外阴，尤其是在便后，并注意擦拭外阴时，要从前往后擦拭，防止伤口感染。

适当吃些富含膳食纤维的蔬果，促进排便，可减轻对侧切伤口的刺激。

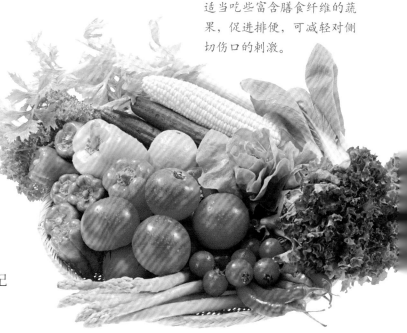

产后小调理，失眠远离你

1. 养成睡前不胡思乱想的习惯。睡觉之前，不要胡思乱想，听一些曲调轻柔、节奏舒缓的音乐。

2. 适当做些身体锻炼，如伸展四肢，也可以每晚睡觉前用热水泡泡脚等，都可以促进睡眠。

3. 睡前 2 小时内不能进食，同时别吃辛辣或口味过重的食物，也别饮汽水、茶等影响睡眠的饮料。睡觉前喝杯牛奶，可帮助睡眠。

4. 调理好自己的心情最为重要，心情调理好了，失眠的症状也自然会消失。

5. 如果白天小睡时间过长或过晚，降低了夜晚想睡的需求，则应避免过长的午睡或傍晚的小睡。睡前可以洗个温水澡。

6. 卧室灯光对睡眠很重要。在睡前将卧室中其他的灯都关掉而只保留台灯或壁灯，灯光最好采用暖色调，其中暖黄色的灯光效果会比较好。

积极预防产后疼痛

产后如果出现各种疼痛，如腰背痛、颈部痛或手腕痛，多是新妈妈没有调养好的缘故，所以产后一定要注意。

1. 注意保暖，尤其是产后前几天。尽量避免出门，在室内也要穿长衣长裤。

2. 保证休息。保证每天七八个小时的睡眠时间，避免久坐、久站，让全身的肌肉得到放松、休息的机会。当然，也要避免躺卧在床上太久。

3. 热敷可促进血液循环、减轻肌肉疲劳。热敷时温度不可过高。如果使用热毛巾，可以将毛巾浸入温度为 60~80℃ 的热水中，拧干后热敷背部等疼痛部位。如果是暖水袋，则水温宜控制在 50~60℃，不宜过高。此外，新妈妈腹部不宜进行热敷。

新妈妈应避免躺卧床上太久，适时坐起或下床活动一下，利于身体恢复。

>> 你需要远离的常见坐月子误区

坐月子是新妈妈改善体质的好时机。如果没有坐好月子，可能会为以后的身体健康埋下隐患。中国人讲究坐月子，许多年来流传下来的坐月子经验，也一直在影响着年轻妈妈。但对于老一辈的经验，我们不能过于迷信，否则会走进坐月子误区，反而不利于新妈妈的健康。

误区一：捂月子

　　婆婆和妈妈时代的人认为坐月子就需要捂，比如，不能外出，要包头巾，不能开窗，就算夏天也要穿得厚些，裹得严实些。对于这种情况，你不必照单全收。要知道，不管是哪个季节，你和宝宝都需要新鲜的空气，否则，容易感冒、患肺炎。通风可谓是一种简单、方便、有效的空气消毒方法，可以大大减少居室的病菌。因此，主张把门窗关得紧紧的来"捂月子"是不科学的。但是，需要注意的是，通风时你可以和宝宝换到另一个房间去，或者每次只开一扇窗户，别形成对流风，不要让风直接吹到你和宝宝。

　　至于外出，那就不必了，你和宝宝的身体状况也不允许。如果在夏天，也没必要包头巾，穿得又厚又严，只要感觉舒服就可以了。

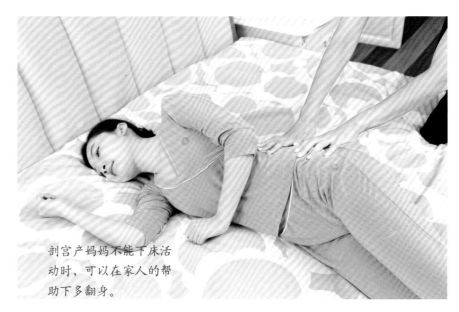

剖宫产妈妈不能下床活动时，可以在家人的帮助下多翻身。

误区二：不能下床活动，要卧床休息

　　老一辈的人认为产后1个月内不能下床活动，这样身体才能恢复好。现在你肯定知道这是不可取的。正常分娩者最晚在产后24小时、会阴侧切者于产后3天、剖宫产者在产后1周便可以下床活动。

如果1个月卧床不起，肯定会让你没有食欲、没有力气，可能还会导致便秘、子宫内膜炎、血管栓塞等疾病。

误区三：多喝红糖水

习惯上认为产后喝红糖水比较补养身体，可帮助补血、补充碳水化合物，还能促进恶露排出和子宫复位等，但并不是喝得越久越好。因为过多饮用红糖水，会损坏你的牙齿，夏天会导致出汗过多，使身体更加虚弱。另外，喝得太多会增加恶露中的血量，从而引起贫血。产后喝红糖水的时间，以7~10 天为宜。当新妈妈产后血性恶露和浆性恶露转为白色恶露时，就不宜再饮用红糖水了，以免延长血性恶露排出的时间。

误区四：月子里不能洗头、洗澡

老一辈的习俗认为月子里不能洗头、洗澡，因为会受风寒侵袭，将来会头痛、身体痛，这种说法并不科学。因为在以前，受家居环境和条件的影响，洗头或洗澡可能会受凉，造成新妈妈"月子病"，但现在家庭条件相对较好，一般没有这些影响了。不管是哪个季节，如果伤口愈合了，家里有洗浴的条件，都可以洗头或洗澡。只要注意水温合适，进入浴室前先将浴霸等保暖设备打开，洗完澡后赶快擦干身体，及时穿好衣服，以免受凉感冒就可以了。

误区五：月子里不能吃盐

民间有一种传统的说法，新妈妈在坐月子乃至哺乳期间不能吃盐，吃了对新妈妈和宝宝都不好。这样一来，很多新妈妈在月子里吃的很多食物中都不放盐，弄得没有胃口、食欲缺乏、营养缺乏，反而影响了泌乳。

吃太多盐固然对肾脏、血压都不好，但坐月子期间也不能完全不吃。盐中含有人体必需的物质——钠，如果人体缺钠，就会出现低血压、头昏眼花、恶心、呕吐、无食欲、乏力、容易疲劳等症状，所以，人体内应该保证一定的钠平衡。

饮食中摄入一定量的盐，还可以使新妈妈食欲增加。怀孕及生产使新妈妈消耗了大量的能量和精力，体质比较虚弱，需要大量的营养补给，如果新妈妈摄入的盐分过少，不仅影响体内电解质的平衡，同时还会影响食欲，这不利于产后身体调养。而且产后大多数新妈妈出汗较多，体内容易缺水和盐，如果新妈妈再不适当地摄取盐分，对身体会造成损伤。

误区六：隔着玻璃晒太阳

新妈妈和宝宝都需要充足的光照，这样新妈妈才能尽快恢复，宝宝也能茁壮成长。有人认为隔着玻璃晒太阳和在户外是一样的，其实隔着玻璃晒太阳起不到消毒灭菌的功效，还会影响维生素 D 的合成，不利于钙质的吸收。所以当天气好，无风时，新妈妈可以抱着宝宝去户外晒晒太阳，或坐在阳台上，享受阳光，不要隔着玻璃晒太阳。

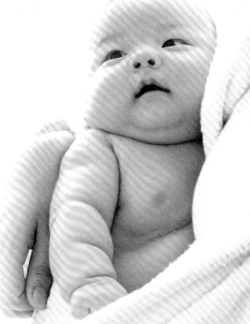

隔着玻璃晒太阳补充维生素 D 的效果并不理想。

误区七：不戴文胸哺乳更方便

不少新妈妈坐月子嫌麻烦，经常不戴文胸。其实，文胸能起到支持和扶托乳房的作用，有利于乳房的血液循环。对新妈妈来讲，不仅能使乳汁量增多，而且还可避免乳汁淤积而得乳腺炎。文胸能保护乳头免受擦碰，还能避免乳房下垂。

新妈妈应根据乳房大小调换文胸的大小和罩杯形状，并保持吊带有一定的拉力，将乳房向上托起。文胸应选择透气性好的纯棉材质。哺乳妈妈可以穿着胸前有开口的哺乳衫或专为哺乳期设计的文胸。

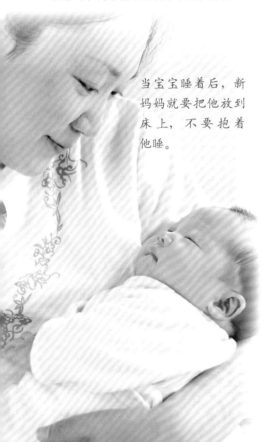

当宝宝睡着后，新妈妈就要把他放到床上，不要抱着他睡。

误区八：长时间抱宝宝

很多新妈妈如果抱宝宝时间长了，就会出现左右手手腕疼痛，用不上力气等现象，而且手腕摸起来好像有小疙瘩。出现这种情况最大的可能性是患腱鞘炎或腱鞘囊肿，一般是反复疲劳状态导致的劳损。所以，专家建议，新妈妈产后要注意休息，不要总抱着孩子，以免腱鞘炎的发生。如果出现腱鞘炎，可以做些理疗或热敷，吃些止痛药，涂抹止痛药膏或者贴膏药，但一定要选择哺乳期女性可以使用的药物。如果还感觉疼痛，建议到正规医院的骨科就诊。

误区九：抱宝宝接待亲友探访

新妈妈刚生产完，身体虚弱，需要充分地调养才能复原，新生儿免疫力此时也很弱，因此不可让亲戚朋友过早探望新妈妈和宝宝。若来探望，时间也不宜超过半小时，要给新妈妈尽量多的时间休息。有慢性病或感冒的亲友最好不要来探视新妈妈和宝宝，以免引起交叉感染。

误区十：产后长时间仰卧

产后常仰卧，会使子宫后位，从而导致新妈妈腰膝酸痛、腰骶部坠胀等不适。为使子宫保持正常的位置，新妈妈最好不要长时间仰卧。新妈妈早晚可采取俯卧位，注意不要挤压乳房，每次20~30分钟。平时采取侧卧位，这种姿势不但可以防止子宫后倾，还有利于恶露的排出。

误区十一：食用生、冷、硬的食物

产后新妈妈一般体质较弱，抵抗力差，所以最好不要吃未熟的食物或寒性的水果，如西瓜、梨等，否则，容易引起胃肠炎等消化道疾病。过硬的食物也不宜吃，不利于消化吸收，对牙齿不好。

误区十二：忽视产后检查

一般情况下，产后42天左右，产褥期将结束，新妈妈应到医院做一次全面的产后检查，但很多人认为身体又没有什么不适，没有必要去检查了。实际上，如果不去做检查，就不能及时发现异常并及早进行处理，容易延误治疗或遗留病症。而产后42天的这次体检，有助于了解新妈妈全身和盆腔器官是否恢复到孕前状态，了解哺乳情况，如果有异常情况，也可以及时得到医生的指导和治疗。如有特殊不适，更应该提前去医院进行检查。

误区十三：吃酸咸食物

酸性食物容易使水分积聚，而影响身体中水分的排出。过多食用咸味食物会让新陈代谢受到影响，还有回奶作用。咸味食物中的钠离子更易使血液新陈代谢受到影响，造成血液循环减缓。因而，新妈妈坐月子期间最好避免酸咸的食物。

误区十四：一出月子就久蹲

刚出月子的时候不能久蹲。实际上，分娩后盆底肌肉的恢复大约需要 3 个月的时间。而刚出月子的新妈妈也就恢复了 1 个月的时间，盆腔里的生殖器并没有完全复位，久蹲影响其正常复位。至少在这 3 个月内，产后新妈妈做事情时最好选择坐位或站位，应尽量避免久蹲，以防子宫脱垂。

误区十五：月子里不刷牙

有人认为产后刷牙会"掉牙"，月子里不能刷牙，这种说法是不对的。饭后留在牙齿表面和牙缝里的食物，不及时清理掉很快会形成牙菌斑，菌斑中的细菌使残留的食物发酵产酸腐蚀损坏牙齿。因此，产后必须正常漱口刷牙。只要用温水漱口，牙刷质地不太硬，是不会损伤牙齿的，相反还会保护牙齿。

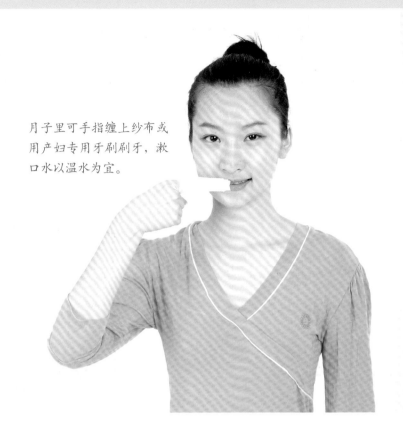

月子里可手指缠上纱布或用产妇专用牙刷刷牙，漱口水以温水为宜。

误区十六：过早进行性生活

胎儿和胎盘娩出后，子宫腔的创面完全恢复需 6~8 周。如果在创面尚未修复，恶露淋漓时就进行性生活，细菌有可能随之侵入，从而导致生殖器官炎症，如子宫内膜炎、附件炎甚至败血症等，如不及时治疗，还将危及新妈妈生命。产后由于卵巢激素的作用不充分的关系，阴道黏膜薄、弹性差而充血，粗暴的性行为易导致阴道黏膜受损。

剖宫产的妈妈产后性生活的时间更要推后，首先要在产后 6 周进行一次全面的检查，听从医嘱。而根据每个人体质的不同情况，身体恢复状况也不尽相同，实际调查显示，新妈妈产后即使身体恢复顺利，也有普遍的性欲低下的表现，因为元气并没有完全恢复过来。如果同房，往往达不到性生活的和谐，还可能引起新妈妈性冷淡，影响日后夫妻之间的感情。所以为了妻子的健康和两人的感情，最好不要过早同房。

许多新妈妈会在产后出现恶露不净、乳腺炎、妇科炎症、子宫复旧不全等不适。其实这些问题都是比较常见的，新妈妈不用过于担心。下面，我们将针对产后及产后复查中新妈妈常见的不适和问题分别来做讲述，并给出预防和解决办法。

产后新妈妈常见疑问与不适

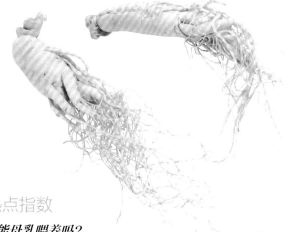

🔥🔥🔥🔥🔥 热点指数

问： *人参大补元气，为什么坐月子期间禁止服用？*

答： 人参补气止血，刚生产完住院期间，孕妈妈正在开始排恶露，若服人参会使得血流变少，恶露就难以排出，导致血块淤滞子宫，引起腹痛，严重的还有胎盘剥落不完全，引起大出血的案例。因此，必须等到产后第 2 或第 3 个星期，血块没有了，才能服用人参。

🔥🔥🔥🔥🔥 热点指数

问： *乙肝妈妈能母乳喂养吗？*

答： 乙肝妈妈能否喂奶是因人而异的。单纯的表面抗原阳性不具有传染性，不会传染给宝宝，只要妈妈乳头不破溃出血，可以放心地进行母乳喂养。如果妈妈表面抗原阳性、e 抗原阳性、核心抗体阳性（大三阳），这就具备了传染性，因此要尽量避免母乳喂养。

🔥🔥🔥🔥🔥 热点指数

问： *产后恶露多久排干净？*

答： 分娩后，在一定时间内新妈妈阴道仍有血样分泌物流出，这就是我们所说的恶露，恶露是产后女性必须要过的一道坎。产后恶露一般在 4~6 周安全排净。但顺产和剖宫产产后恶露的情况会有些不同，只要在正常范围内，新妈妈都不用太担心。

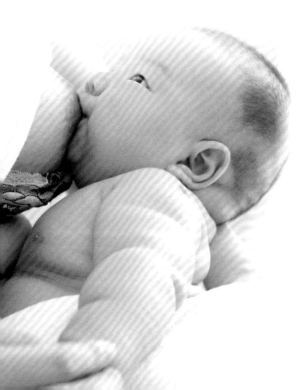

🔥🔥🔥🔥🔥 热点指数

问： *多久可以恢复性生活？*

答： 产后很多夫妻都会考虑这个问题，这需要看女性性器官在分娩后的恢复情况。正常分娩，最先恢复的是外阴，需 10 余天；其次是子宫，子宫在产后 42 天左右才能恢复正常大小；再次是子宫内膜，子宫内膜表面的创面在产后 56 天左右才能完全愈合；最后是黏膜，需要 1 个月以上。因此正常分娩后的 56 天内不能过性生活。

对于剖宫产或顺产过程中借助产钳、会阴侧切等方式助产的新妈妈，其子宫、阴道、外阴等器官组织恢复缓慢，性生活则应相应推后。剖宫产最好在分娩后 3 个月才能过性生活，产钳及有缝合术者，应在伤口愈合、瘢痕形成后，约产后 70 天再过性生活。总之，在这些器官组织复原前，要绝对禁止性生活。

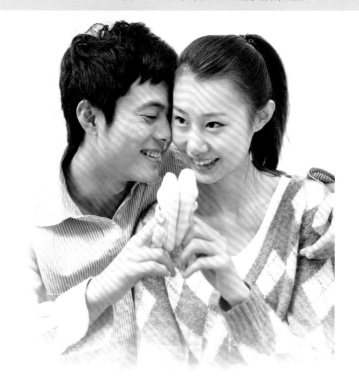

🔥🔥🔥🔥🔥 热点指数

问： *产后到底需不需要绑腹带？*

答： 新妈妈要知道，绑腹带并不是为了瘦身，而是为了促进分娩时打开的骨盆的恢复。绑不绑，因人而异。肌肉很有力量的新妈妈、年轻的新妈妈可不绑，平常不爱运动的新妈妈，以及高龄新妈妈可以选择绑腹带。对哺乳的新妈妈来说，使用腹带束缚，有可能会使胃肠蠕动减慢，影响食欲，造成营养失调、乳汁减少。剖宫产的新妈妈在手术后的 7 天内最好使用腹带包裹腹部，可以促进伤口愈合，腹部拆线后不宜长期使用腹带。另外，如果新妈妈内脏器官有下垂症状，最好绑上腹带，有对内脏进行托举的功效。一旦复原，就要松开腹带。

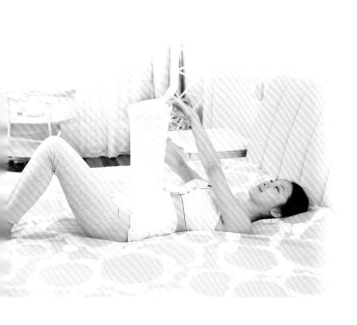

附录 安胎保胎食谱推荐

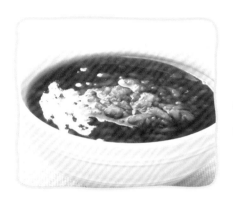

阿胶粥

营养功效：养血止血，固冲安胎，养阴润肺，可以有效地帮助胎宝宝肝脏、脾脏、骨髓制造血细胞。

原料 阿胶1块，大米200克，红糖适量。

做法 ❶将阿胶捣碎备用。❷取大米淘净，放入锅中，加清水适量，煮为稀粥。❸待熟时调入捣碎的阿胶，加入红糖即可。

南瓜饼

营养功效：南瓜营养丰富，维生素 E 含量较高，有利于安胎，还有润肺益气、解毒止呕、缓解便秘的作用，有益于孕妈妈和胎宝宝健康。

原料 南瓜200克，糯米粉150克，白糖、红豆沙各适量。

做法 ❶南瓜去子，洗净，包上保鲜膜，用微波炉加热10分钟。❷挖出南瓜肉，加糯米粉、白糖，和成面团。❸将红豆沙搓成小圆球，包入豆沙馅成饼胚，上锅蒸10分钟即可。

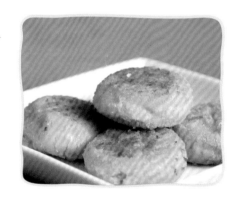

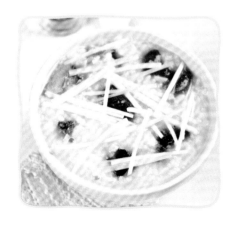

乌鸡糯米粥

营养功效：乌鸡含有丰富的营养成分。其蛋白质含量高，氨基酸种类齐全，还富含维生素与矿物质，胆固醇含量又特别低，是孕妈妈、久病体虚者的最佳营养补品。此粥有补气养血、安胎止痛的功效，可改善气血虚弱引起的胎动。

原料 乌鸡腿1只，糯米150克，葱白1根，盐适量。

做法 ❶乌鸡腿洗净，切成块，焯烫洗净，沥干。❷将乌鸡腿加水熬汤，大火烧开后转小火，煮15分钟，倒入糯米，煮开后转小火煮。❸葱白去头须，切细丝，待糯米煮熟后，加入盐调味，最后加入葱丝焖一下即可。

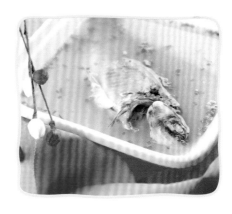

鲫鱼姜仁汤

营养功效：可安胎、止吐、醒胃。对于孕期呕吐不止、胎动不安有较好的疗效；同时，又能增加孕妈妈的食欲。

原料 鲫鱼1条，生姜6克，砂仁15克，盐、葱花、香油各适量。

做法 ❶鲫鱼去鳞、内脏，洗净；砂仁洗净，沥干，研末，放入鱼肚；生姜去皮，洗净，切丝，待用。❷洗净炖盅，将鱼放入，再放入姜丝，盖上盅盖，隔水炖2小时，加香油、盐调味，稍炖片刻，撒上葱花即可食用。

清蒸砂仁鲈鱼

营养功效：鲈鱼有安胎养神的功效，加上砂仁，对预防孕早期的流产有很好的效果。

原料 鲈鱼1条，砂仁15粒，姜丝、葱丝、盐、料酒各适量。

做法 ❶将鲈鱼去鳞、鳃、内脏，洗净，两面划几刀，抹匀盐和料酒后放盘中腌5分钟。❷将葱丝、姜丝铺在鱼身上，再撒上砂仁，上蒸锅蒸15分钟即可。

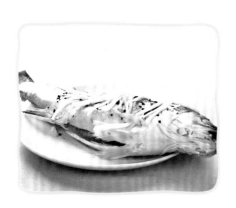

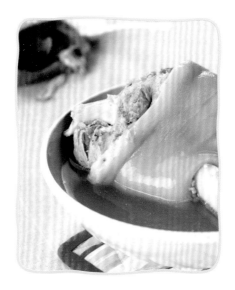

砂仁肘子

营养功效：温脾止泻，调中安胎，适于脾胃虚弱、食欲缺乏、病后体虚者食用，孕妈妈尤适宜。

原料 猪肘子500克，葱段、姜片、盐、花椒、砂仁、料酒、香油各适量。

做法 ❶肘子刮洗干净，沥尽水分，用竹签插满小眼，砂仁研成细粉。❷把花椒、盐炒烫，倒出晾到不烫手时在猪肘上揉搓，放在陶瓷容器内（忌用金属容器）炖24小时，中间翻1次。❸把炖好的肘子再刮洗1遍，沥去水分，在肘子上撒上砂仁粉。用净布把肘子卷成筒形，再用细绳捆紧，盛入容器内，放上葱段、姜片、料酒，置大火上蒸半小时，取出晾到不烫手时解去绳布，再重新卷紧捆上。❹上笼蒸1小时，取出凉透，解去绳布，抹上香油以免干燥。

附录　月子餐推荐

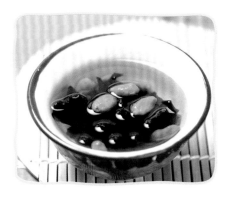

益母草木耳汤

营养功效：益母草有生新血去瘀血的作用，木耳含有丰富的植物胶原成分，它具有较强的吸附作用，是新妈妈排出体内毒素的好帮手。

原料　益母草50克，木耳20克，枸杞子10克，冰糖适量。

做法　❶益母草洗净后用纱布包好，扎紧口，备用。❷木耳用清水泡发后，去蒂洗净，撕成碎片，备用；枸杞子洗净，备用。❸将益母草药包、木耳、枸杞子放入锅中，加适量水，用中火煎煮30分钟。❹出锅前取出益母草药包，放入冰糖调味即可。

荔枝粥

营养功效：荔枝肉含丰富的维生素C和蛋白质，有助于增强机体免疫功能，提高抗病能力；对大脑组织有补养作用，能明显改善失眠与健忘。

原料　干荔枝50克，大米80克。

做法　❶将大米淘洗干净，用清水浸泡2小时；干荔枝去壳取肉，用清水洗净。❷将大米与干荔枝肉同放锅内，加清水，用大火煮沸，转小火煮至米烂粥稠即可。

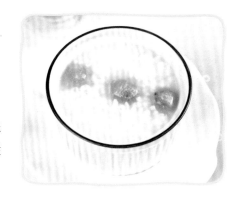

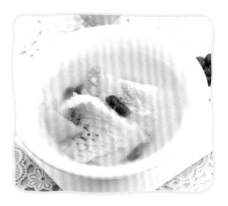

红豆鲤鱼汤

营养功效：鲤鱼是消水肿的佳品，红豆是清热解毒的食物，二者搭配能给身体解毒，去除水肿，使新妈妈身体更健康。

原料　鲤鱼1条，红豆80克，白术15克。

做法　❶鲤鱼去鳞和内脏后洗净；红豆洗净浸泡8小时；白术洗净。❷将以上材料放入砂锅加水同煮。大火烧开后，改小火慢煮至豆、鱼熟烂即可。

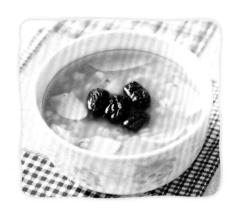

薏米红枣百合汤

营养功效：薏米有清利湿热，利小便的功效。百合有镇静和催眠的作用。红枣则是天然的补血上品。

原料 薏米100克，鲜百合20克，红枣4颗。

做法 ❶将薏米淘洗干净，放入清水中浸泡4小时；鲜百合洗净，掰成片；红枣洗净，备用。❷将泡好的薏米和清水一同放入锅内，用大火煮开后，转小火煮1小时。❸把鲜百合和红枣放入锅内，继续煮30分钟即可。

猪排炖黄豆芽汤

营养功效：猪排骨为滋补强壮、养生催乳的佳品，猪排炖黄豆芽汤可缓解产后新妈妈频繁喂奶的疲劳。

原料 猪排骨250克，黄豆芽100克，葱段、姜片、盐各适量。

做法 ❶猪排骨洗净后，斩成段，用沸水焯去血沫。❷砂锅内放入清水，将猪排骨、葱段、姜片一同放入锅内，小火炖1小时。❸将黄豆芽洗净放入锅内，用大火煮沸，再用小火炖15分钟，放盐调味。

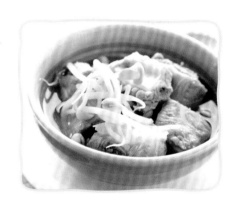

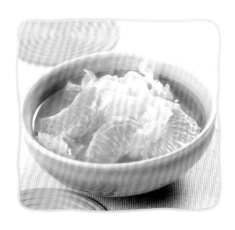

橘瓣银耳羹

营养功效：银耳补脾开胃，益气清肠，滋阴润肺，还能增强人体免疫力，与橘子同食，可有效预防便秘。

原料 银耳20克，橘子100克，冰糖适量。

做法 ❶将银耳用清水浸泡2小时，择去老根，撕成小块，洗净；橘子去皮，掰好橘瓣，备用。❷锅中加水，放入泡好的银耳，烧沸后转小火，煮至银耳软烂，将橘瓣和冰糖放入，再用小火煮5分钟即可。

图书在版编目(CIP)数据

轻松做产检 / 王琪主编. -- 南京：江苏凤凰科学技术出版社，2016.3

（汉竹·亲亲乐读系列）

ISBN 978-7-5537-5667-7

Ⅰ.①轻… Ⅱ.①王… Ⅲ.①妊娠期−妇幼保健−基本知识 Ⅳ.①R715.3

中国版本图书馆CIP数据核字(2015)第262994号

中国健康生活图书实力品牌

轻松做产检

主　　　编	王　琪	
编　　　著	汉　竹	
责 任 编 辑	刘玉锋　张晓凤	
特 邀 编 辑	曹　静　马立改　张　瑜　张　欢	
责 任 校 对	郝慧华	
责 任 监 制	曹叶平　方　晨	

出 版 发 行	凤凰出版传媒股份有限公司	
	江苏凤凰科学技术出版社	
出版社地址	南京市湖南路1号A楼，邮编：210009	
出版社网址	http://www.pspress.cn	
经　　　销	凤凰出版传媒股份有限公司	
印　　　刷	天津海顺印业包装有限公司分公司	

开　　　本	715mm×868mm　1/12	
印　　　张	15	
字　　　数	10万字	
版　　　次	2016年3月第1版	
印　　　次	2016年3月第1次印刷	

标 准 书 号	ISBN 978-7-5537-5667-7	
定　　　价	39.80元	

图书如有印装质量问题，可向我社出版科调换。